Dieses Buch
enthält spezielle Teerezepte aus jenen Heilpflanzen, die sich bei der Behandlung der
häufigsten Alltagsbeschwerden und Erkrankungen besonders bewährt haben.
Tee ist nicht gleich Tee – auf die richtige
Mischung kommt es an! Nach dieser in über
dreißig Berufsjahren gewonnenen Erkenntnis
stellte Apotheker Pahlow erprobte Teemischungen zusammen, mit denen durch Kombination verschiedener Heilpflanzen eine verstärkte Wirkung erzielt wird.
Beschreibungen der Krankheiten und der Be-
schwerdebilder machen es dem Leser möglich, selbst herauszufinden, welche Teemischung für ihn die beste ist. Apotheker Pahlow ist es gelungen, mit relativ wenigen, dafür
aber besonders wirkungsvollen Heilpflanzen
auszukommen. Damit ist sichergestellt, daß
die in den Teemischungen verwendeten Drogen in jeder Apotheke erhältlich sind.
Wer eine ärztliche Therapie mit Heilpflanzen
unterstützen möchte, sollte dies unbedingt
mit seinem Arzt besprechen und die Teemischungen mit ihm zusammen auswählen.

Mannfried Pahlow
1926 in Martinshagen (Pommern) geboren,
studierte in Braunschweig Pharmazie. Nach
dem Staatsexamen arbeitete er als Stadt- und
Landapotheker und ist heute Inhaber einer
Apotheke in Bogen an der Donau. Apotheker
Pahlow ist Verfasser von Fachbüchern für
Apothekenpraktikanten und von populären
Heilpflanzen-Büchern (unter anderen »Das
große Buch der Heilpflanzen«). Er ist Mit-
glied der Gesellschaft für Phytotherapie. 1963
wurde ihm von der Deutschen Pharmazeutischen Gesellschaft die Sertürner-Medaille
verliehen.

Apotheker Mannfried Pahlow

Meine Heilpflanzen Tees

Wirksame Teemischungen
für die häufigsten Alltagsbeschwerden
und Erkrankungen

GU
Gräfe und Unzer

CIP-Kurztitelaufnahme der Deutschen Bibliothek

Pahlow, Mannfried:
Meine Heilpflanzen-Tees: wirksame Teemischungen für d. häufigsten Alltagsbeschwerden u. Erkrankungen / Mannfried Pahlow. – Neuausg., 2. Aufl. – München: Gräfe und Unzer, 1986
(Naturgemäß heilen)

ISBN 3-7742-4228-3

Neuausgabe, 2. Auflage 1986
© 1981 Gräfe und Unzer GmbH, München
Redaktionsleitung: Hans Scherz
Lektorat: Doris Schimmelpfennig-Funke
Herstellung: Monika Gerretz
Umschlagfoto: C. P. Fischer
Umschlaggestaltung: Heinz Kraxenberger
Gesamtherstellung: Druckerei Ludwig Auer

ISBN 3-7742-4228-3

Wichtiger Hinweis
Die von den Autoren der Reihe »Naturgemäß heilen« vertretenen Auffassungen weichen teilweise von der allgemein anerkannten medizinischen Wissenschaft ab. Jeder Leser ist aufgefordert, in eigener Verantwortung zu entscheiden, ob und inwieweit die in diesem Buch vorgestellten Naturheilmittel für ihn eine Alternative zur »Schulmedizin« darstellen. Viele Beschwerden können Alltagsbeschwerden sein; sie können aber auch auf bedrohliche Erkrankungen hinweisen. Insbesondere bei erheblichen und anhaltenden Beschwerden darf eine Selbstbehandlung nur durchgeführt werden, wenn vorher ärztlich abgeklärt ist, daß eine ernsthafte Erkrankung nicht vorliegt. Wer eine ärztliche Therapie mit Heilpflanzen unterstützen möchte, sollte dies unbedingt vorher mit seinem Arzt besprechen und mit ihm zusammen die Tees aussuchen. Dieses Buch ist keine Anleitung zum Selbersammeln und Aufbereiten von Heilpflanzen-Tees. Auch das gründliche Studium dieses Buches vermittelt nicht die dafür erforderlichen Kenntnisse. Die erforderlichen Zutaten sind jedoch im Handel erhältlich.

Inhalt

5

Inhalt

Ein Wort zuvor

Im Gegensatz zu den Heilpflanzenbüchern aus meiner Feder, in denen ich in erster Linie über die Botanik, die Heilwirkung und Anwendung der vielen Heilpflanzen in der Medizin, Volksmedizin und Homöopathie berichte, steht in diesem Buch nicht die einzelne Heilpflanze im Vordergrund. Es geht vielmehr um geeignete Teemischungen gegen die häufigsten Alltagsbeschwerden und Erkrankungen. Gibt es nicht aber schon genügend Bücher über Heilpflanzen und ihre Wirkung, in denen genau beschrieben wird, gegen welche Leiden oder Beschwerden die einzelnen Heilpflanzen gebraucht werden können? Kann ein Heilpflanzen-Teebuch wirklich Neues oder Nützliches für den Ratsuchenden bringen? Das sind berechtigte Fragen – die Antwort darauf ist klar und eindeutig: Durch ein Heilpflanzen-Teebuch wird eine Informationslücke geschlossen, auf die uns nicht nur an Heilpflanzen interessierte Laien, sondern auch Ärzte, besonders jene, die sich mit der Naturheilkunde befassen, sowie Apotheker und Heilpraktiker hingewiesen haben.

So ist denn auch die Art und Weise meiner Darstellung so gewählt, daß mich jeder Leser versteht. Dieses Buch wendet sich jedoch nicht nur oder vornehmlich an den Laien, sondern auch an den Arzt, der für seine Patienten hier manch bewährtes Rezept findet, wenn er einmal anstelle von chemischen Arzneimitteln natürliche pflanzliche Heilmittel für angebracht hält. Auch meinen Kollegen, vor allem den jüngeren Apothekern, wird dieses Buch zahlreiche Anregungen geben, sie vielleicht sogar dazu ermuntern, bei der Beratung ihrer Patienten auf diese Teemischungen zurückzugreifen.

Ich habe mich bemüht, mit wenigen, dafür aber besonders wirkungsvollen Heilpflanzen auszukommen; denn nicht die Breite meiner Auswahl war mir wichtig, sondern die Wirksamkeit der von mir vorgeschlagenen Teemischungen.

Alle empfohlenen Heilpflanzen kann Ihnen Ihr Apotheker schnell beschaffen. Empfehlungen für das Anfertigen der Teemischungen und die richtige Vorratshaltung finden Sie auf Seite 67.

Warum Teemischungen? Nun, es hat sich gezeigt, daß durch die gegenseitige Ergänzung mehrerer, ähnlich wirkender Drogen eine verstärkte Wirkung erzielt werden kann, wenn man die richtige Mischung findet. Ich könnte zum Beispiel gegen Magen- und Darmbeschwerden, gegen Erkältungskrankheiten oder Blasen- und Nierenleiden – um nur einige Beschwerdekomplexe zu nennen – zahlreiche Heilpflanzen angeben, die auch einzeln hilfreich sind. Im Hinblick auf ihre Wirkstoffe und somit auch in ihrer Wirkung sind sie einander sehr ähnlich, doch sie sind niemals völlig gleich. Mischt man einige davon miteinander, dann kommen folglich unterschiedlich heilende Stoffe zur Wirkung, die – richtig ausgewählt – einander ergänzen oder sogar verstärken.

Man kann auf diese Weise auch auf spezielle Beschwerden des Patienten Rücksicht nehmen und durch gezielte Auswahl der einzelnen Heilpflanzen das individuelle Teerezept finden.

Hierfür ist zweifellos große Erfahrung nötig, die nicht jeder Teefreund oder Phytotherapeut besitzt. In solchen Fällen Rat zu erteilen, ist nicht zuletzt das Anliegen dieses Buches. Wer eine ärztliche Therapie mit Heilpflanzen unterstützen möchte, sollte dies unbedingt mit seinem Arzt besprechen und mit ihm zusammen die Tees aussuchen. Die Wirksamkeit der Heilpflanzen wird von Medizinern ebenso bestätigt wie die Tatsache, daß die Selbstheilungskräfte des menschlichen Organismus durch Heilpflanzenwirkstoffe in besonderem Maße aktiviert werden.

Mannfried Pahlow

Einführung und Anleitung

Wie wirken Heilpflanzen?

Darüber, daß Heilpflanzen wirksame Arzneimittel sind, besteht kein Zweifel, warum sie es sind, bedarf jedoch sicher einer näheren Erklärung. Während des Wachstums einer Pflanze werden in ihren Zellen die verschiedensten Stoffe gebildet, die entweder im Zellsaft gelöst bleiben oder in den Pflanzenzellen abgelagert werden. Zweifellos geschieht dies ausschließlich zum Nutzen der Pflanze. Viele dieser Stoffwechselprodukte jedoch nützen auch uns: Sie sind so beschaffen, daß sie Krankheiten zu heilen, Beschwerden zu lindern und auch vorbeugend zu wirken vermögen, weil sie in das krankhafte Geschehen unseres Körperstoffwechsels aktiv eingreifen. Pflanzen mit derart wirksamen Inhaltsstoffen sind Heilpflanzen. Man erntet die Pflanzenteile, in denen die als wirksam erkannten Stoffe in möglichst großer Menge vorhanden sind. Getrocknet und oft zugleich zerschnitten, werden sie zu Drogen, aus denen man durch Ausziehen mit Wasser (heiß oder kalt) einen Tee bereiten kann. – Das Wort »Droge« ist ein Fachausdruck für getrocknete Heilpflanzen und hat, wo immer es in diesem Buch gebraucht wird, mit den Suchtdrogen nichts zu tun. – Der aus Drogen bereitete Tee enthält die wasserlöslichen Wirkstoffe der Heilpflanze und zusätzlich viele weitere Inhaltsstoffe, die sogenannten Begleitstoffe, die auch Ballaststoffe genannt werden. Das Vorhandensein dieser Begleitstoffe ist von großem Vorteil, denn sie sind meistens an der guten Wirkung des Tees mit beteiligt. Auf welche Weise dies geschieht, ist noch nicht in allen Einzelheiten geklärt, man weiß aber, daß die Wirkung eines Tees – er ist milder und verträglicher – sich immer von der Wirkung des isolierten Hauptwirkstoffes unterscheidet.

Die wichtigsten Pflanzeninhaltsstoffe habe ich in einem eigenen Kapitel (→ Seite 70) vorgestellt, ihre Wirkung beschrieben.

Warum Teemischungen?

Bei akuten Magenbeschwerden nach zu fettem Essen hilft eine Tasse Wermuttee, bei akutem Durchfall eine Tasse Blutwurztee, bei Blähungen nach einem Kohleintopf eine Tasse Kümmeltee. Und wer sich beim Sport einen Bluterguß zugezogen hat, wird einen Umschlag mit Arnika machen. Mit anderen Worten: Wenn man die Ursache des Übels genau kennt, kommt man bei der Behandlung oft auch mit einer Heilpflanze aus. Sehr oft aber sind die Beschwerden nicht eindeutig auf eine bestimmte Ursache zurückzuführen, sind chronischer Natur oder überlagern sich gegenseitig. Dann ist es sinnvoll, mehrere Heilpflanzen (Drogen) miteinander zu mischen, um eine breite Wirkung zu erzielen. Jede der verwendeten Heilpflanzen wirkt ein wenig anders, im Team ergänzen und verstärken sie einander.

Aber es gibt noch einen anderen Grund, der für Teemischungen spricht. Es soll beispielsweise ein wassertreibender Tee bereitet werden; wir kennen viele Heilpflanzen, die wassertreibend wirken: Ackerschachtelhalm, Hauhechelwurzel, Wacholderbeeren, Brennnessel, Bohnenschalen, um nur einige zu nennen. Alle diese Heilpflanzen wirken wassertreibend, jede von ihnen aber wirkt letztlich anders. Die eine Heilpflanze könnte für sich alleine möglicherweise bei einem empfindlichen Patienten eine unerwünschte Nierenreizung hervorrufen, wie es Wacholderbeeren können, eine andere wiederum von anderen Patienten in größerer Menge nicht gut vertragen werden. Mischt man nun aber mehrere Heilpflanzen miteinander, so gelangen von jeder einzelnen kleinere Mengen in den Tee, so daß keine mit ihren negativen Eigenschaften (Nebenwirkungen) besonders hervortreten kann. Die wassertreibende Wirkung ist gewährleistet, die Gefahr von Nebenwirkungen jedoch weitgehend ausgeschlossen.

Wenn auch theoretisch bei einem Leiden wegen der großen Zahl von Heilpflanzen sehr viele Kräuter wirksam sind, bieten sich für bestimmte Teemischungen nur wenige an, solche nämlich, die sich in ihrer Wirkung gegenseitig ergänzen. Bei der Herstellung jeder Teemischung steht ja die Frage im Vordergrund: Was soll damit erreicht werden?

Ein Beispiel: Gewünscht wird ein Hustentee für die Hausapotheke. Er soll den lästigen Reizhusten lindern, gleichzeitig aber auch den festsitzenden Bronchialschleim lösen und das Abhusten erleichtern. Ein Hustentee also »für alle Fälle« und für alle Familienmitglieder, Erwachsene wie Kinder.

Aus der großen Zahl der Heilkräuter, die bei Husten und Bronchitis wirksam sind, bietet sich der Huflattich als schleimhaltige und folglich reizlindernde Droge an, der durch die Schlüsselblume, deren Wurzeln reichlich Saponine enthalten, wodurch zäher Schleim verflüssigt wird, in idealer Weise ergänzt wird. Der Thymian schließlich bringt mit seinem besonders stark desinfizierenden ätherischen Öl einen zusätzlichen Heilfaktor bei Husten mit ein. Fenchel und Anis sind zwei weitere Drogen, die Hustenreiz lindern und außerdem angenehm schmecken. Alle Drogen zusammen – zu gleichen Gewichtsteilen miteinander gemischt – ergeben den Hustentee, der in der Hausapotheke nicht fehlen sollte. Bei allen Tee-Mischungsvorschlägen in diesem Buch habe ich darauf geachtet, daß die Heilpflanzen in ihrer Wirkung einander sinnvoll ergänzen.

Über die Zubereitung

Jedes Arzneimittel ist nur dann optimal wirksam, wenn es richtig angewendet, regelmäßig eingenommen und richtig dosiert wird. Bei Heilpflanzen ist auch die richtige Teebereitung von ausschlaggebender Bedeutung. Die Vorschriften dafür, bei den Teevorschlägen dieses Buches jeweils an Ort und Stelle angegeben, müssen genau beachtet werden. Es ist nicht einerlei, ob mit kaltem Wasser übergossen, zum Sieden erhitzt und abgeseiht, oder ob mit kochendem Wasser übergossen, ausgezogen und dann abgeseiht wird. Auch die Zeitangaben für die Dauer des Auszugs sind nicht willkürlich gewählt. Sie hängen weitgehend von der Beschaffenheit des Drogengutes (der einzelnen Teebestandteile) ab. Selbst die Hinweise auf die Trinktemperatur, die Art und Weise des Teetrinkens (schluckweise oder über den Tag verteilt) und die Wahl des Süßmittels (Honig, brauner Kandiszucker oder Süßstoff) sind wichtig, weil alles zusammen die Wirkung des Tees mit beeinflußt.

Die Anwendungen

Neben der *innerlichen Anwendung,* dem Teetrinken, kann man Heiltees auch *äußerlich* verwenden; das gilt vor allem für ungemischte Tees. Man spricht von *äußerlicher Anwendung,* wenn man mit dem Tee gurgelt, den Mund spült, das Zahnfleisch einreibt, Wunden behandelt, Dampfbäder, Einläufe, Umschläge, Teil- und Vollbäder macht oder die Augen spült.

Wichtige Regeln für die äußerliche Anwendung: *Teilbäder* für verletzte Glieder (Finger, Hand, Fuß) sind sehr einfach auszuführen: Sie bereiten sich einen Tee und baden darin bei mäßiger Temperatur (35 bis 40° Celsius) die erkrankten Körperteile etwa zehn Minuten lang. Für einen Liter Badeflüssigkeit benötigen Sie einen Eßlöffel Droge; mit kaltem Wasser übergießen, aufkochen, zehn Minuten ziehen lassen, abseihen und auf die angegebene Temperatur abkühlen lassen.

Für *feuchte Verbände oder Wundumschläge* tränken Sie einen Wattebausch oder Mulltupfer mit dem Tee, drücken leicht aus und bedecken damit die zu behandelnden Stellen. Der Wundumschlag bleibt einige Stunden liegen, der feuchte Verband so lange, bis er trocken ist. Um die Feuchtigkeit des Verbands zu erhalten, ohne ihn erneuern zu müssen, kann man ihn, nachdem er trocken geworden ist, mehrmals mit dem verwendeten Tee nachfeuchten.

Für *Waschungen* mit Kräutertees (bei Hautunreinheiten sehr empfehlenswert) tauchen Sie ein sauberes Tuch oder ein Mulläppchen in den lauwarmen Tee und waschen unter kreisenden Bewegungen die »unreinen« Hautstellen. Wenn es darum geht, Krusten aus Blut, Sekret oder Eiter zu beseitigen, drücken Sie zunächst mehrmals ein mit Tee getränktes Mulläppchen (so heiß, wie Sie es vertragen) auf die verkrusteten Stellen und beginnen erst nach zehn Minuten mit der Reinigung. Dann sind die Krusten aufgeweicht und lassen sich schmerzlos abwaschen.

Mit Hilfe von *Kräutersäckchen* kann man zum einen Geschwülste erweichen, reifen oder zerteilen, zum anderen Schmerzen durch die Wärme lindern. Deshalb sollen Kräutersäckchen sehr warm bis heiß aufgelegt werden; die Temperatur richtet sich nach der Verträglichkeit. Füllen Sie die Droge in ein kleines Leinensäckchen, das Sie dann etwa fünf Minuten lang in kochend heißes Wasser, und, nachdem es abgetropft und etwas abgekühlt ist, auf die erkrankte Stelle legen.

Inhalationen und Dampfbäder sind ebenfalls einfach durchzuführen: Sie geben eine kleine Handvoll Teekräuter in einen Topf und übergießen mit $1/2$ bis 1 Liter siedendem Wasser. Bei der Inhalation atmen Sie, Kopf und Gefäß mit einem Tuch abgedeckt, die Kräuterdämpfe langsam und tief durch Mund und/oder Nase ein. Beim Dampfbad lassen Sie die Dämpfe auf die Haut einwirken. Steigen keine Dämpfe mehr auf, dann muß der Ansatz noch einmal zur »Wiederbelebung« erhitzt werden, denn die Behandlung soll etwa fünf bis zehn Minuten dauern. Für Dampfbäder im Anal- oder Genitalbereich (im Bereich von After oder Geschlechtsorganen) brauchen Sie ein standfestes Gefäß, auf das Sie sich setzen können. Hier benötigen Sie drei Liter Ansatzflüssigkeit und drei bis vier Eßlöffel Kräuter.

Vollbäder mit Drogenauszügen machen Sie in Ihrer Badewanne bei Temperaturen zwischen 35 und 39° Celsius, Dauer etwa zehn bis fünfzehn Minuten. Anschließende Bettruhe ist zu empfehlen, weil die Bettwärme die Nachwirkung des Vollbades verstärkt. In der Apotheke bekommt man medizinische Badeextrakte auf pflanzlicher Basis. Es ist vorteilhaft, diese fertigen Extrakte zu verwenden, weil es etwas mühsam ist, sich den Kräuterauszug für ein Vollbad selber zu bereiten. Dennoch habe ich dort, wo Kräutervollbäder empfohlen sind, auch die Vorschriften für die Selbstherstellung angegeben.

Zum *Gurgeln und Mundspülen* verwendet man den normalen Kräutertee – natürlich ungesüßt. Wichtig ist nur, daß die Behandlung lange genug durchgeführt wird. Die reine Gurgelzeit (also abzüglich der notwendigen Unterbrechungen) soll mindestens eine Minute betragen, das Mundspülen etwa fünf Minuten dauern.

Auch für *Augenwaschungen* und – eventuell mit der gleichen Menge Wasser verdünnt – für *Augenspülungen* verwendet man den empfohlenen Tee ungesüßt: Die Augen werden mit einem teegetränkten Wattebausch oder Mulläppchen von außen nach innen, also von der Schläfe zur Nase hin, jeweils drei Minuten lang ausgewaschen. Für Augenspülungen benutzen Sie am besten eine Augenbadewanne, die Sie in der Apotheke kaufen können: Die mit dem Teeaufguß gefüllte Augenbadewanne ans Auge drücken, den Kopf langsam nach hinten neigen, das Auge öffnen und ein wenig hin und her bewegen, so wird es in der Flüssigkeit regelrecht »gebadet«. Diese Behandlung ist jeweils drei bis fünf Minuten lang durchzuführen. Es ist ratsam, einen Kräutertee vor der Anwendung am Auge zu filtrieren (Kaffeefilter) und noch einmal kurz aufzukochen.

Beschwerden – Behandlung – Teerezepte

In den nun folgenden Kapiteln dieses Buches werden die verschiedenen Krankheits- und Beschwerdegruppen und die jeweils dafür geeigneten Teerezepte vorgestellt. Bei den Teevorschlägen habe ich auf besonders hervortretende Beschwerden Rücksicht genommen – zum Beispiel bei Magentees auf Blähungen, kolikartige Schmerzen, Appetitlosigkeit mit oder ohne Übelkeit und Brechreiz, bei Hustentees, ob der Husten trocken ist oder durch festsitzenden Schleim ausgelöst wird. Diese Unterscheidungen sind wichtig und sicher auch für den Arzt von Interesse.

Wenn Bäder mit Heilpflanzen wirksam sind, wird auch das erwähnt und ausführlich abgehandelt.

Ein weiteres Kapitel befaßt sich mit der äußerlichen Anwendung von Heilpflanzentees als Umschlag, feuchter Verband oder Teilbad bei schlecht heilenden Wunden, bei Verstauchungen, Verrenkungen, Furunkeln und Ausschlägen, weil gerade hier Heilpflanzenauszüge besonders wirksam sind.

Kinder sollten bei der Therapie mit Heilpflanzen nicht als »kleine Erwachsene« angesehen werden. Häufig sind ihre Beschwerden nämlich anderer Art als die von Erwachsenen. Dieser Einsicht folgend, wurden im Kapitel »Heilpflanzen in der Kinderheilkunde« Teerezepte für Kinder empfohlen. Vom Säuglings- bis zum Teenageralter habe ich in chronologischer Reihenfolge krankhafte Störungen bei Kindern beschrieben, die mit Heilpflanzentee behandelt werden können. Das wird vor allem die Mütter interessieren.

Einige dieser Kapitel schließen mit Teerezepten ab, die unter der Überschrift »Teerezepte aus älteren Arzneibüchern« zusammengefaßt sind. Hierbei handelt es sich auch um Teerezepte aus den Ergänzungsbüchern zu diesen Arzneibüchern oder um Rezepte, die sich Patienten immer wieder von mir in der Apotheke zusammenstellen lassen, weil sie der Meinung sind, daß es für sie nichts Besseres gibt. Der Zusammensetzung nach sind diese Tees sicher als wirksam und hilfreich zu bezeichnen. Da mir damit aber eigene Erfahrungen fehlen, habe ich diese Empfehlungen von den anderen abgetrennt.

Alle Rezepte dieses Buches sind nicht nur sorgfältig ausgewählt, sondern über viele Jahre erprobt. Wer sich diesen Empfehlungen anvertraut, wird Erfolg haben. Die verwendeten Drogen (so nennt der Apotheker die getrockneten Heilpflanzen) sind in jeder Apotheke entweder vorrätig oder auf Bestellung schnell zu beschaffen. Und natürlich mischt man Ihnen dort auch die Tees. (Darüber auch auf Seite 67).

Nach all diesen Informationen kann es vorkommen, daß der Laie den Einsatz von Heilpflanzen überbewertet, daß er meint, mit diesem Rüstzeug ausgestattet könne er munter drauflos therapieren. Darin aber liegt eine Gefahr. Deshalb habe ich an den entsprechenden Stellen auf die Grenzen der Selbstmedikation hingewiesen. *Es kann und soll nicht Sinn dieses Buches sein, der Kurpfuscherei an sich selbst oder an anderen Vorschub zu leisten.*

All jene Patienten, die in ärztlicher Behandlung stehen und die ärztliche Therapie mit Heilpflanzen unterstützen möchten, was vor allem für chronisch Kranke gilt, möchte ich dringend bitten, das ausgewählte Teerezept mit dem Arzt zu diskutieren. Ich konnte zu meiner größten Freude feststellen, daß eine solche Zusammenarbeit nicht nur sinnvoll, sondern auch besonders erfolgreich ist. Die Ärzte sind schon längst von der Wirksamkeit der Heilpflanzen überzeugt und begrüßen in der Regel derartige Anregungen und Initiativen ihrer Patienten.

Wogegen sie mit Recht zu Felde ziehen, das ist unverantwortliche Kurpfuscherei und unsachliche Berichterstattung über die Heilpflanzenwirkung.

Erkältungskrankheiten

Das Krankheitsbild

Wer kennt sie nicht, die unangenehmen Beschwerden im Hals und im Rachen, die mit Trockenheit, Brennen, Kratzen und Stechen beginnen und sich dann zu heftigen Schmerzen, zur Rötung und Schwellung der Schleimhäute mit Schluckbeschwerden steigern. Nach einigen Tagen greift, falls nicht rechtzeitig etwas dagegen unternommen wird, diese Entzündung dann auch auf die Bronchien über. Hustenreiz und starke Schleimbildung sind die lästigen Symptome (Krankheitszeichen) bei entzündeten Bronchien (Bronchitis). Dieses Krankheitsbild nennt der Laie »Grippe«, doch der Arzt spricht – korrekter – von einem grippalen Infekt. Gegen die echte Grippe, die Influenza, die durch nur wenige, der Wissenschaft bekannte und deshalb direkt bekämpfbare Viren hervorgerufen wird, kann man sich wirksam schützen, nämlich durch die jährliche Grippeschutzimpfung.

Gegen die oben beschriebenen Beschwerden, die »gewöhnlichen« Erkältungen, zu denen man noch den Schnupfen oder in ungünstigen Fällen die Nebenhöhlenkatarrhe hinzurechnen muß, gibt es leider keine vorbeugende Impfung. Die Zahl der Erreger, die diese Beschwerden auslösen, ist schier unübersehbar. Viele sind noch nicht einmal genau bestimmt worden. Wir können uns also zu jeder Jahreszeit erkälten.

Die sonst so wirksamen Antibiotika, sieht man einmal von den mit hohem Fieber einhergehenden schweren Erkältungskrankheiten wie Lungenentzündung, eitrige Mandelentzündung, Stirnhöhlenvereiterung ab, sind bei grippalen Infekten nur wenig wirksam; ihr vorschneller Einsatz ist deshalb nicht sinnvoll.

Behandlung mit Heilpflanzen

Mit Heilkräutern hingegen kann man gerade diese Beschwerden spürbar lindern, den Heilungsprozeß beschleunigen und die Zeit der Genesung verkürzen. Das hat man zu allen Zeiten getan und praktiziert es heute in verstärktem Maße. Durch die Anwendung von Kräutertees werden die Abwehrkräfte unseres Körpers aktiviert. Dadurch ist er in der Lage, sich der Krankheitserreger ohne Hilfe starker Medikamente zu erwehren.

Das bedeutet aber auch, daß man in Erkältungszeiten mit Heilpflanzentees Prophylaxe (Vorbeugung) betreiben, vor allen Dingen aber durch ihren Soforteinsatz das Fortschreiten der Erkrankung verhindern kann. Krankheitserreger umgeben uns überall; ist unser Immunsystem (Abwehrsystem) intakt, dann erkranken wir nicht oder weniger schwer.

Auch bei chronischen Erkrankungen der Atemwege, bei Asthma, Lungenemphysem, Staublunge, Raucherkatarrh, außerdem zur Unterstützung der ärztlichen Dauertherapie oder zur Linderung der krankheitsbedingten Beschwerden wie Reizhusten, Atemnot, starker und zäher Verschleimung der Bronchien kann man mit Heilpflanzen gute Erfolge erzielen.

Hals- und Rachenentzündung

Diese Infektion kündigt sich durch Trockenheit in Mund und Rachen, durch Kratzen, Brennen und Schluckbeschwerden an. Schaut man sich im Spiegel den Rachen an, sieht man, daß das Zäpfchen schwach geschwollen, der Rachenrand leicht gerötet ist. Jetzt ist der Zeitpunkt für einen gezielten Heilpflanzeneinsatz gekommen, denn wenn erst der ganze Rachen »feuerrot«, der Hals entzündet, das Schlucken schmerzhaft und die Sprache »kloßig« geworden sind, dauert die Behandlung natürlich länger.

Erkältungskrankheiten

Die beste Heilpflanzenbehandlung bei Hals- und Rachenentzündung ist das Gurgeln. Tees aus Gerbstoff-, Schleim- oder ätherischen Öldrogen sind dazu geeignet.

Tees und Teemischungen

Kamille, Salbei, Fenchel sind hochwirksame Heilpflanzen mit desinfizierendem und entzündungshemmendem ätherischem Öl. Blutwurz und getrocknete Heidelbeeren enthalten viel Gerbstoff, der an entzündeten Schleimhäuten den Bakterien ihren Nährboden entzieht.
Huflattich und Eibisch sind Heilpflanzen mit viel Schleim, der sich schützend über die kranken Schleimhäute legt, sie von Außenreizen abschirmt und dadurch die Heilung fördert.
Die Arnika schließlich nimmt eine Sonderstellung ein. Sie desinfiziert nicht nur, sondern fördert in entscheidender Weise die Durchblutung des Gewebes und dadurch den Heilungsprozeß.

Grundsätzlich kann jede der hier genannten Heilpflanzen als *Gurgeltee* alleine angewendet werden. Es ist jedoch erwiesen, daß ihre wechselweise Anwendung oder die Verwendung in Mischungen noch wirkungsvoller ist. Die Verwendung von *Kamillentee im Wechsel mit Blutwurztee* möchte ich besonders hervorheben. Man bereitet sich sowohl einen Kamillentee als auch einen Blutwurztee, hebt beide getrennt in Wärmekannen auf und gurgelt in stündlichem Abstand abwechselnd mit Kamillentee und mit Blutwurztee bis zum Verschwinden der Beschwerden. Die Wirkung tritt schnell ein. Die Zubereitung der genannten Heilpflanzen zu Gurgeltees ist, bis auf die Eibischwurzel, einheitlich.
Zubereitung: 2 Teelöffel Droge mit ¼ Liter kochendem Wasser übergießen, zugedeckt 10 Minuten lang ausziehen, abseihen und lauwarm verwenden.

Eibischtee enthält neben Schleim noch reichlich Stärke. Damit sie nicht »verkleistert« und das Ausziehen des Eibischschleims beeinträchtigt, wird ein Eibischtee kalt angesetzt.
Zubereitung: 2 Teelöffel Eibischwurzeln (geschnitten) mit ¼ Liter kaltem Wasser übergießen und 30 Minuten lang unter gelegentlichem Umrühren ausziehen, ohne Druck abseihen; vor der Anwendung leicht erwärmen.

Teemischungen zum *Gurgeln* bei Hals- und Rachenentzündung:

Bei den ersten Anzeichen einer Halsentzündung:

Teemischung	
Kamillenblüten	20,0
Salbeiblätter	20,0

Wenn schon deutliche Schluckbeschwerden vorhanden sind:

Teemischung	
Kamillenblüten	15,0
Huflattichblätter	15,0
Blutwurz	15,0

Bei chronischer Hals- und Rachenentzündung mit starker Heiserkeit:

Teemischung	
Kamillenblüten	10,0
Salbeiblätter	5,0
getrocknete Heidelbeeren	5,0
Huflattichblätter	5,0
Arnikablüten	5,0

Für sehr geschmacks- und reizempfindliche Patienten mit Hals- und Rachenentzündung aller Schweregrade:

Teemischung	
Kamillenblüten	10,0
Fenchelfrüchte	10,0
getrocknete Heidelbeeren	10,0
Huflattichblätter	10,0

Zubereitung und Anwendung dieser Teemischungen: 2 Teelöffel der jeweiligen Mischung mit ¼ Liter kochendem Wasser überbrühen, 10 Minuten ziehen lassen, abseihen und gut warm damit gurgeln.

Mit diesen Teemischungen behandelt man durch fleißiges Gurgeln die Beschwerden »am Ort des Geschehens«.

Zum *Trinken* empfehle ich zusätzlich die folgende Teemischung, weil sie die körpereigenen Abwehrkräfte mobilisiert und so zur schnelleren Genesung verhilft:

Teemischung

Kamillenblüten	10,0
Lindenblüten	10,0
Melissenblätter	10,0
Hagebuttenfrüchte mit Samen	20,0

Zubereitung und Anwendung: 2 bis 3 Teelöffel der Mischung mit ¼ Liter kochendem Wasser überbrühen, zugedeckt mindestens 15 Minuten lang ausziehen, abseihen, mit 2 Teelöffeln Honig süßen und lauwarm schluckweise trinken.

Schnupfen und Entzündungen der Nebenhöhlen

Zur Hals- und Rachenentzündung gesellt sich meist auch noch ein Schnupfen. Entzündete Nasenschleimhäute leiten die Erreger manchmal sogar in die Stirn- und Kieferhöhlen weiter, die dann ihrerseits mit Entzündungen, Schwellungen und Vereiterungen reagieren. Verstopfte Nase, Kopfschmerzen, Druckgefühl über der Nasenwurzel, unter den Augen und hinter der Stirn sind erste Anzeichen entzündeter Nasennebenhöhlen. Da derartige Entzündungen, sind sie erst »verschleppt«, schwer ausheilen und zudem häufig chronisch werden, muß man rechtzeitig etwas dagegen unternehmen.

Dampfbäder

Hier eignen sich in ganz besonderem Maße Kräuterdampfbäder. Durch den eingeatmeten Dampf gelangen die Wirkstoffe (ätherische Öle) leicht an den Ort des Geschehens und wirken rasch und nachhaltig. Viele Menschen scheuen die Anwendung von Dampfbädern. Sie sind jedoch einfach und ohne besondere Gerätschaften durchzuführen (→Seite 10). Das beste Kräuterdampfbad ist das *Kamillenbad:* 1 gehäufter Eßlöffel Kamillenblüten reicht für ein Dampfbad (½ Liter) aus. Wenn sich neben Schnupfen und entzündeten Nasennebenhöhlen auch schon ein Husten eingestellt hat, empfehle ich für das Dampfbad folgende *Mischung:*

Kräutermischung

Kamillenblüten	20,0
Thymiankraut	10,0
Salbeiblätter	10,0

Von dieser Mischung wird ebenfalls 1 gehäufter Eßlöffel für ½ Liter Wasser zum Dampfbad benötigt.

Ein altes *Hausrezept* gegen akuten Schnupfen: Man bereitet sich einen normalen Kamillentee (→Seite 68), gibt davon etwas in die hohle Hand und »schnieft« diese Flüssigkeit lauwarm 3- bis 5mal täglich durch die Nase auf, bis sie in den Hals gelangt. Zugegeben, diese Prozedur ist nicht jedermanns Sache, doch die schnelle Wirkung wird immer wieder bestätigt.

Husten (Reizhusten, Keuchhusten, Verschleimung)

Husten ist keine Krankheit, sondern ein Symptom (Krankheitszeichen). Er tritt vornehmlich dann auf, wenn Bronchien, Rachen und Kehlkopf entzündet sind, und macht sich anfangs als quälender Reizhusten bemerkbar.

Hat sich in den erkrankten Bronchien Schleim gebildet, so versucht der Körper, die Atemwege durch Hustenstöße von diesem Schleim zu befreien. Das ist sehr beschwerlich, wenn der Bronchialschleim zäh und dickflüssig ist.

Tees und Teemischungen

Die Zahl der Hustenlinderungsmittel ist schier unübersehbar. Schaut man sich die Zusammensetzung der sogenannten Arzneispezialitäten, der Säfte und Tropfen gegen Husten einmal genauer an, stellt man fest, daß auch sie meistens aus Heilpflanzenzubereitungen bestehen.

Ich habe für meine Tees eine Auswahl getroffen: Bewährt haben sich Heilpflanzen mit ätherischem Öl zur Desinfektion und Beruhigung der Atemwege wie Thymian, Fenchel, Anis, Eukalyptus; außerdem Heilpflanzen mit hohem Schleimgehalt zur Reizlinderung wie Huflattich, Eibisch, Isländisches Moos, Lungenkraut und vor allen Dingen Heilpflanzen mit schleimlösenden Saponinen wie Senega, Schlüsselblume, Königskerze, die das Abhusten des zähen Schleims (vor allem morgens) erleichtern. Auch eine Reihe anderer Heilpflanzen, die im Hinblick auf ihre Wirkstoffe nicht so streng einzuordnen sind, haben sich als ausgezeichnet erwiesen, so Alant, Spitzwegerich und Sonnentau.

Teemischungen gegen **Reizhusten:**
Gegen Reizhusten als Folge von Entzündungserscheinungen im Rachen und am Kehlkopf:

Teemischung

Huflattichblätter	20,0
Alantwurzel	10,0

Zubereitung und Anwendung: 2 Teelöffel der Mischung mit $\frac{1}{4}$ Liter kaltem Wasser ansetzen, langsam bis zum Sieden erhitzen, abseihen; mit 1 Löffel Honig gesüßt, schluckweise trinken.

Gegen Reizhusten bei gleichzeitiger heftiger Halsentzündung:

Teemischung

Eibischwurzel	20,0
Isländisches Moos	10,0
Huflattichblätter	10,0
Fenchelfrüchte, zerstoßen	10,0

Zubereitung und Anwendung: 2 Teelöffel der Mischung mit $\frac{1}{4}$ Liter kaltem Wasser übergießen, unter gelegentlichem Umrühren 1 Stunde kalt ausziehen, abseihen, mit 1 Teelöffel Honig versetzen, auf Trinktemperatur erwärmen und langsam trinken.

Patienten mit **Asthma, Lungenemphysem, chronischer Bronchitis oder Staublunge** haben besonders am Morgen große Schwierigkeiten, den zähen Schleim abzuhusten. Für sie drei bewährte Teemischungen, von denen die dritte besonders älteren Menschen mit altersbedingter Herzschwäche zu empfehlen ist:

Teemischung 1

Huflattichblätter	20,0
Spitzwegerichblätter	10,0

Teemischung 2

Huflattichblätter	20,0
Königskerzenblüten	10,0
Isländisches Moos	10,0

Teemischung 3

Huflattichblätter	20,0
Schlüsselblumenwurzel	10,0
Melissenblätter	10,0
Weißdornblüten	10,0

Zubereitung und Anwendung dieser Teemischungen: 2 Teelöffel der jeweiligen Mischung mit $\frac{1}{4}$ Liter kochendem Wasser überbrühen, 10 Minuten ziehen lassen, abseihen und morgens, $\frac{1}{2}$ Stunde vor dem Aufstehen, 1 Tasse Tee trinken. Süßen mit Honig ist empfehlenswert. Diabetiker jedoch dürfen den Tee nur ungesüßt trinken!

Anmerkung: Jüngeren Patienten mit Lungenemphysem oder Staublunge empfehle ich auch einen *Tee aus Huflattichblättern* ohne jeden weiteren Zusatz.

Zubereitung und Anwendung: 3 Teelöffel Huflattichblätter mit $\frac{1}{2}$ Liter kochendem Wasser übergießen, nach 10 Minuten absehen und mit 2 Teelöffeln Honig süßen. Dieser Tee wird am Abend in einer Thermosflasche ans Bett gestellt; morgens vor dem Aufstehen 1 bis 2 Tassen Tee trinken.

Bei **akuter Bronchitis** bewähren sich folgende Teemischungen:
Zur Desinfektion der Atemwege und zur Erleichterung des Abhustens von zähem Schleim:

Teemischung:

Alantwurzel	20,0
Thymiankraut	15,0
Schlüsselblumenwurzel	5,0

Zubereitung und Anwendung: 1 bis 2 Teelöffel der Mischung mit $\frac{1}{4}$ Liter kaltem Wasser ansetzen, langsam zum Sieden erhitzen, etwa $\frac{1}{2}$ Minute sieden lassen, abseihen und, mit Honig gesüßt, 2- bis 4mal täglich 1 Tasse Tee schluckweise trinken.

Teemischung 2

Thymiankraut	20,0
Senegawurzel	10,0
Königskerzenblüten	10,0
Huflattichblätter	10,0

Zubereitung und Anwendung: 1 bis 2 Teelöffel der Mischung mit $\frac{1}{4}$ Liter kochendem Wasser überbrühen, 10 Minuten ziehen lassen, abseihen und 2- bis 3mal täglich 1 Tasse Tee schluckweise trinken.

Oft ist das Allgemeinbefinden bei akuter Bronchitis stark beeinträchtigt; für solche Fälle die folgende Mischung:

Teemischung:

Hagebuttenfrüchte mit Samen	10,0
Schachtelhalmkraut	10,0
Huflattichblätter	10,0
Lindenblüten	10,0
Spitzwegerichblätter	10,0
Fenchelfrüchte	5,0
Holunderblüten	5,0
Thymiankraut	5,0

Zubereitung und Anwendung: 2 Teelöffel der Mischung mit $\frac{1}{4}$ Liter kochendem Wasser überbrühen, 15 Minuten ausziehen lassen und abseihen. 2 bis 3 Tassen Tee täglich sind die richtige Dosierung. Mit Honig süßen!

Bei **krampfartigem Husten,** besonders bei **Keuchhusten,** sind diese beiden Mischungen wirksam:

Teemischung 1

Thymiankraut	20,0
Fenchelfrüchte	10,0
Anisfrüchte	10,0
Huflattichblätter	10,0
Sonnentaukraut	10,0

Teemischung 2

Sonnentaukraut	10,0
Melissenblätter	10,0
Thymiankraut	10,0
Huflattichblätter	10,0
Alantwurzel	10,0
Senegawurzel	5,0
Spitzwegerichblätter	5,0
Anisfrüchte, zerstoßen	5,0
Tausendgüldenkraut	5,0

Zubereitung und Anwendung dieser Teemischungen: 2 gehäufte Teelöffel der jeweiligen Mischung mit $\frac{1}{4}$ Liter kochendem Wasser überbrühen, 10 Minuten ziehen lassen, abseihen. 3 Tassen Tee täglich, mit Honig gesüßt, sind die richtige Dosierung.

Bei der **Bronchitis älterer Menschen** – man spricht dann von »**Altershusten**« – handelt es sich nur selten um eine Erkältung. Die verminderte Arbeitsleistung des Herzens bedingt oft auch einen Blutrückstau in den Lungen. Ein Hustentee, der diesen Menschen Linderung bringt, muß den Kreislauf entlasten, das Abhusten festsitzenden Bronchialschleims erleichtern und für verstärkte Wasserausscheidung sorgen. Das bewirkt der hohe Anteil an Schlüsselblumenwurzel in dem folgenden Hustentee.

Teemischung

Schlüsselblumenwurzel	30,0
Anisfrüchte	10,0
Huflattichblätter	10,0
Fenchelfrüchte	10,0

Für Patienten mit besonders leistungsschwachem Herzen kann man diesen Tee verstärken durch den Zusatz von Weißdornblüten.

Teemischung

Schlüsselblumenwurzel	30,0
Weißdornblüten	20,0
Anisfrüchte	10,0
Huflattichblätter	10,0
Fenchelfrüchte	10,0

Zubereitung und Anwendung dieser Teemischungen: 2 Teelöffel der jeweiligen Mischung mit ¼ Liter kochendem Wasser überbrühen und nach 10 Minuten abseihen. Mit Honig süßen und 3 Tassen täglich gut warm trinken.

Bäder

Selbst mit Kräuterbädern kann man Erkältungen günstig beeinflussen. Besonders bewährt hat sich das *Thymianbad,* vor allem bei Kindern mit Keuchhusten. Man kann in der Apotheke bereits fertige Badeextrakte kaufen; wer sich jedoch sein Thymianbad selber bereiten möchte, verfährt wie auf Seite 49 beim Schafgarbenbad beschrieben.

Teemischungen zur Vorbeugung

Zum Thema Heilpflanzentherapie bei Erkältungskrankheiten gehört natürlich auch die Vorbeugung. Man ist gut beraten, wenn man in der kalten und nassen Jahreszeit einen Heilkräutertee zum »Haustee« erhebt. Er mobilisiert die körpereigenen Abwehrkräfte und verringert auf diese Weise die Anfälligkeit für Erkältungen. Daneben soll dieser Tee auch gut schmecken, damit er zum Frühstück und zum Abendessen gerne getrunken wird. Hier zwei Beispiele:

Teemischung 1

Lindenblüten	10,0
Melissenblätter	10,0
Hagebuttenfrüchte mit Samen	10,0
Erdbeerblätter	5,0
Brombeerblätter	5,0
Holunderblüten	5,0
Hibiskusblüten (Rote Malve)	5,0
Fenchelfrüchte	5,0

Teemischung 2

Kamillenblüten	20,0
Lindenblüten	20,0
Melissenblätter	10,0
Pfefferminzblätter	10,0
Hagebuttenfrüchte mit Samen	10,0
Orangenblüten	10,0

Zubereitung und Anwendung dieser Teemischungen: 2 Teelöffel der jeweiligen Mischung mit ¼ Liter kochendem Wasser überbrühen, 20 Minuten ziehen lassen, abseihen. Diesen Tees kann man bei Bedarf Zitronensaft hinzufügen und sie nach Geschmack mit Honig süßen.

Teerezepte aus älteren Arzneibüchern

Ein Gurgeltee für Patienten, die über häufig wiederkehrende Halsentzündung klagen:

Teemischung

Bibernellwurzel	20,0
Kamillenblüten	20,0
Blutwurz	10,0

Zubereitung: 1 gehäuften Teelöffel der Mischung mit $^1/_4$ Liter kaltem Wasser ansetzen, langsam zum Sieden erhitzen, 1 Minute kochen, abseihen.

Ein Tee gegen Reizhusten und verschleimte Bronchien:

Teemischung

Huflattichblätter	35,0
Pfennigkraut	15,0

Zubereitung und Anwendung: 2 Teelöffel der Mischung mit $^1/_4$ Liter kochendem Wasser übergießen, so lange ausziehen, bis der Ansatz Trinktemperatur erreicht hat, abseihen, ohne die Droge auszupressen. 2 Tassen Tee täglich schluckweise trinken.

Ein Hustentee aus dem Deutschen Arzneibuch 6. Ausgabe von 1926:

Teemischung

Eibischwurzel	8,0
Süßholzwurzel	3,0
Veilchenwurzel	1,0
Huflattichblätter	4,0
Königskerzenblüten	2,0
Anisfrüchte, zerstoßen	2,0

Zubereitung und Anwendung: 1 bis 2 Teelöffel der Mischung mit $^1/_4$ Liter heißem Wasser übergießen, 10 Minuten ziehen lassen, abseihen, mit Honig süßen und bei Bedarf 2 bis 3 Tassen Tee täglich trinken.

Ein Tee gegen chronischen Husten:

Teemischung

Vogelmierenkraut	10,0
Huflattichblätter	10,0
Spitzwegerichblätter	10,0
Schachtelhalmkraut	10,0
Tausendgüldenkraut	10,0
Thymiankraut	10,0
Schlüsselblumenwurzel	10,0

Zubereitung und Anwendung: 2 Teelöffel der Mischung mit $^1/_4$ Liter kochendem Wasser übergießen, 5 bis 10 Minuten ziehen lassen, abseihen und 2mal täglich 1 Tasse Tee warm trinken.

Herz- und Kreislaufstörungen

Allgemeines

Herzkrankheiten werden heute weitgehend mit Wirkstoffen aus Heilpflanzen behandelt, vornehmlich aus solchen, die wir zu den Giftpflanzen zählen. An der Spitze steht die Digitalistherapie, die Behandlung mit glykosidischen Wirkstoffen aus den verschiedenen Fingerhutarten (Digitalisarten), gefolgt von der Behandlung mit herzwirksamen Glykosiden aus anderen Heilpflanzen. Diese Herzmittel – darüber sind sich die Ärzte einig – sind von anderen Arzneimitteln nicht zu übertreffen. Allerdings verwendet man nicht Heiltees aus diesen Pflanzen, sondern fein abgestimmte, standardisierte Fertigpräparate und isolierte Reinsubstanzen in Form von Tropfen, Tabletten, Kapseln, Zäpfchen oder Einspritzungen.

Behandlung mit Heilpflanzen

Patienten mit nachweisbar krankem Herzen gehören in jedem Fall in die Obhut des Arztes. Aber bei Überlastungsschäden an Herz und Kreislauf, die eine Folge der Hetze unserer Zeit, der Überforderung in der Schule oder im Beruf und sehr häufig auch ungesunder Lebensgewohnheiten sind, können Kräutertee-Anwendungen sehr nützlich sein. Das sind jene Fälle, bei denen die ärztlichen Untersuchungen noch keinen krankhaften Herzbefund ergeben und dennoch die Leistungsfähigkeit des Herzens gemindert ist. Nervöse Unruhe, gelegentlich auftretendes Herzklopfen, Nachlassen der Spannkraft, schnelle Ermüdung und – wie es oft beschrieben wird – das »Außer-Puste-Geraten« bei Anstrengungen wie Treppensteigen oder körperlicher Arbeit sind die Beschwerden. Die Ursache ist eine ungenügende Durchblutung des Herzmuskels, wodurch die Leistungsfähigkeit des Herzens beeinträchtigt wird. Oft ist es auch eine Gefäßveränderung, die Arteriosklerose (Arterienverkalkung). In diesen Fällen kann man mit Heilpflanzentee Besserung erzielen, hauptsächlich aber wohl vorbeugend wirken. Das Herz alter Menschen ist naturgemäß nicht mehr voll leistungsfähig und bedarf einer Unterstützung, damit sich die Altersbeschwerden (Leistungsabfall, nervöse Unruhe, Herzklopfen, Herzangst, Atemnot, Bluthochdruck, Ödeme = Wassersucht) hinausschieben lassen oder weniger stark bemerkbar machen. Hierfür eignen sich in geradezu hervorragender Weise Kräutertee-Kuren. Sie sind wirksam und ohne Nebenwirkungen. Nach überstandenen Krankheiten, vornehmlich Infektionskrankheiten, aber auch nach Operationen, dauert bei manchen Menschen die Rekonvaleszenz (Genesungsphase) übermäßig lange. Sie kommen nicht so recht wieder »auf die Beine«, fühlen sich schlapp und müde, obwohl sie von ihrer Krankheit genesen sind. Hier ist der Kreislauf nicht in Ordnung, der Blutdruck oft auch zu niedrig. In diesen Fällen bieten sich Heilpflanzen für eine Therapie geradezu an.

Nicht zuletzt sei auch erwähnt, daß viele Ärzte ihren Patienten nach überstandenem Herzinfarkt neben vielen Ratschlägen im Hinblick auf ihre zukünftige Lebensweise und der Verordnung notwendiger Medikamente den Rat geben, auch mit Hilfe von *Weißdornblütentee* einem erneuten Herzinfarkt vorzubeugen, diesen Tee also als gute Nachsorge-Therapie empfehlen. Weißdornblüten sind nämlich hervorragend geeignet, ein wie auch immer geschädigtes Herz günstig zu beeinflussen. Die Muskelleistung wird gesteigert, die Herzkranzgefäße werden erweitert, die Durchblutung wird gefördert, wodurch die Sauerstoffversorgung sowohl des Herzens als auch des ganzen Organismus spürbar verbessert wird. Hinzu kommt noch, daß Weißdornblüten, wie auch Dr. R. F. Weiß deutlich herausstellt, selbst bei Dauergebrauch als Tee keinerlei Nebenwirkungen besitzen.

Dem Weißdorn möchte ich das Herzgespann, die Mistel, den Baldrian und auch die Melisse unterstützend an die Seite stellen. Auch der Hopfen mit seiner beruhigenden Wirkung und das Johanniskraut sind in diesem Zusammenhang zu nennen. Rosmarin und Lavendel leisten bei Kreislaufbeschwerden, vor allem bei niederem Blutdruck, als tonisierende Kräuterbäder gute Dienste.

Tee aus Weißdornblüten

Weißdorn ist die Heilpflanze unter den oben genannten, die ich zur Behandlung von Herz- und Kreislaufbeschwerden auch als Einzeldroge (also ungemischt) empfehle. Wer schon als junger Mensch dauernd unter Leistungsdruck steht, wer sich durch körperliche oder geistige Arbeit überfordert fühlt, muß damit rechnen, daß sich diese Überforderung negativ auf sein Herz auswirkt. Selbst wenn man noch nichts spürt, wenn man sein Herz noch für kerngesund hält, weil man weder Herzklopfen (Tachycardie) noch Herzenge (Stenocardie) bei sich beobachtet, selbst wenn der Blutdruck normal ist und das EKG zufriedenstellende Werte zeigt, kann man zur Vorbeugung ohne Bedenken schon Weißdorntee trinken. Weißdorn nämlich entlastet das überbeanspruchte Herz, versorgt den Herzmuskel besser mit Sauerstoff und beugt auf diese Weise Abnutzungserscheinungen vor. Mit Recht gilt Weißdorn als hervorragendes Mittel gegen den so gefürchteten Herzinfarkt. Und, wie schon gesagt, der alternde und alte Mensch kann sein Herz mit Weißdorn weitgehend gesund erhalten, vorhandene Beschwerden lindern und die Arteriosklerose (Arterienverkalkung) aufhalten.

Anwendung: Morgens zum oder nach dem Frühstück 1 Tasse Weißdorntee schluckweise trinken und die gleiche Menge am Abend vor dem Zubettgehen. Die Tasse Weißdorntee am Abend fördert auch das Einschlafen und die nächtliche Regeneration. Besonders gut ist es, am Abend den Weißdorntee mit einem Löffel Honig zu süßen.

Daß Diabetiker auf den Honig verzichten müssen, versteht sich wohl von selbst!

Zubereitung: 1 gehäufter Teelöffel Weißdornblüten mit 1 Tasse heißem Wasser übergießen und 15 Minuten lang ziehen lassen. Nach dem Abseihen ist der Tee fertig.

Teemischungen

Wer besonders unter nervöser Unruhe leidet, sich beengt und beklemmt fühlt (Angina pectoris), wer das Gefühl hat, er bekäme nicht genügend Luft, wer bei leichten Anstrengungen zu schwitzen beginnt, sollte folgenden Tee einmal ausprobieren:

Teemischung	
Weißdornblüten	30,0
Herzgespannkraut	10,0
Melissenblätter	10,0
Baldrianwurzel	5,0

Zubereitung und Anwendung: 1 gehäuften Teelöffel der Mischung mit 1 Tasse kochendem Wasser übergießen, 10 Minuten ausziehen, lauwarm und schluckweise trinken.

Oft klagen Menschen, deren Herz und Kreislauf geschwächt sind, auch über Blähungen, ohne daß der Magen krank oder die Verdauung gestört ist. Diese Blähungen (Meteorismus), die als sehr unangenehm empfunden werden, lindert folgender Tee:

Teemischung	
Weißdornblüten	30,0
Melissenblätter	10,0
Kamillenblüten	10,0
Kümmelfrüchte	10,0

Zubereitung und Anwendung: 1 gehäuften Teelöffel der Mischung mit 1 Tasse kochendem Wasser übergießen, 10 Minuten ausziehen, lauwarm und schluckweise trinken.

Bei Patienten mit Herzschwäche, die nicht nur nervös, sondern auch niedergeschlagen, unlustig, antriebsarm oder gar depressiv sind, eignet sich ein Tee mit Johanniskraut:

Teemischung

Weißdornblüten	30,0
Johanniskraut	30,0
Melissenblätter	20,0
Arnikablüten	10,0

Zubereitung und Anwendung: 1 gehäuften Teelöffel der Mischung mit 1 Tasse kochendem Wasser übergießen, 10 Minuten ausziehen, lauwarm und schluckweise trinken.

Eine Mischung mit Mistel ist für jene Patienten angezeigt, deren Blutdruck leicht erhöht, jedoch noch nicht im eigentlichen Sinne behandlungsbedürftig ist. Systolische Werte um 130 bis 140 mm Hg, auch bei älteren Menschen, sind die obere Grenze. Für diese Patienten hat sich dieser Tee bewährt:

Teemischung

Weißdornblüten	30,0
Mistel	20,0
Melissenblätter	10,0

Zubereitung und Anwendung: 1 gehäuften Teelöffel der Mischung mit 1 Tasse kochendem Wasser übergießen, 10 Minuten ausziehen, lauwarm und schluckweise trinken.

Und alle, die ihren Kreislauf aktivieren wollen, »lahme« Jugendliche, alle Rekonvaleszenten, besonders nach Infektionskrankheiten, sowie ältere Menschen mit leichtem Unterdruck tun gut daran, sich einen Tee aus Melisse und Rosmarin zu bereiten. Hier empfehle ich meist noch einige weitere Zusätze:

Teemischung

Rosmarinblätter	20,0
Melissenblätter	20,0
Hagebuttenfrüchte mit	
Samen	10,0
Hibiskusblüten	
(Rote Malve)	10,0

Zubereitung und Anwendung: 1 gehäuften Teelöffel der Mischung mit 1 Tasse kochendem Wasser übergießen, 10 Minuten ausziehen, lauwarm und schluckweise trinken.

Bäder

Hier kann ich drei Heilpflanzen empfehlen, die sich sehr gut bewährt haben: Baldrian, Melisse und Rosmarin.

Das *Baldrianbad* beruhigt das nervöse Herz und wirkt schlaffördernd. Wer vor dem Schlafengehen ein Baldrianbad nimmt, wird schnell und leicht einschlafen. Die Wirkung des Baldrianbades ist so überzeugend, daß Sie schon im Bad einschlafen können (deshalb Vorsicht!).
Zubereitung: 100 g Baldrianwurzel mit 3 Liter Wasser übergießen und etwa 10 Minuten lang kochen, dann abseihen. Die Flüssigkeit dem Badewasser zusetzen.
Man kann stattdessen dem Badewasser aber auch 200 g Baldriantinktur zufügen.
Es gibt auch fertige Baldrian-Badeextrakte in der Apotheke.

Das *Melissenbad* wirkt ausgleichend und bei Nervosität entkrampfend.
Zubereitung: 50 bis 60 g Melissenblätter mit 1 Liter Wasser übergießen, zum Sieden erhitzen und nach 10 Minuten abseihen.
Es gibt auch fertige Melissen-Badeextrakte in der Apotheke.

Das *Rosmarinbad* wird besonders von Hypotonikern (Menschen mit zu niedrigem Blutdruck) oder Patienten mit peripheren Durchblutungsstörungen geschätzt.
Zubereitung: Wie Melissenbad.

Nervosität, depressive Verstimmungen, Schlafstörungen

Allgemeines

Nervosität, Unruhe, Angstzustände, depressive Verstimmungen und Schlafstörungen gehören zu den am meisten verbreiteten Leiden unserer Zeit. Es ist aber nicht ungefährlich, hier sogleich nach den Psychopharmaka (stark wirkenden Beruhigungsmitteln) zu greifen, denn sie sind zum einen nicht ohne Nebenwirkung und bergen zum anderen die Gefahr der Gewöhnung in sich.

Behandlung mit Heilpflanzen

Die Natur hat für derartige Beschwerden wirksame Heilpflanzen anzubieten. Baldrian und Hopfen beruhigen und fördern den Schlaf, Melissenblätter und Orangenblüten zeigen deutlich sedative (beruhigende) Wirkung, auch Fenchel wirkt beruhigend. Weißdornblüten verbessern die Durchblutung der Herzkranzgefäße und vermitteln auf diese Weise älteren Menschen Ausgeglichenheit und Ruhe, vom Johanniskraut wird in jüngster Zeit berichtet, daß es nach längerem Gebrauch Angstzustände und depressive Verstimmungen abzubauen vermag. Aus diesen Heilpflanzen lassen sich wirksame Teemischungen komponieren.

Teemischungen bei Ein- und Durchschlafstörungen

Vornehmlich für ältere Leute:

Teemischung

Weißdornblüten	15,0
Melissenblätter	15,0
Baldrianwurzel	10,0
Hopfenzapfen	5,0
Orangenblüten	5,0

Zubereitung und Anwendung: 1 Eßlöffel der Mischung mit ¼ Liter lauwarmem Wasser übergießen und 5 Stunden unter gelegentlichem Umrühren ausziehen. Nach dem Abseihen fügt man 2 Teelöffel Honig hinzu und trinkt diesen Tee nach dem Abendessen schluckweise bis zum Schlafengehen.

Zwei Tees bei Schlafstörungen, an denen Verdauungsbeschwerden beteiligt sind:

Teemischung 1

Melissenblätter	15,0
Fenchelfrüchte, zerstoßen	10,0
Kümmelfrüchte, zerstoßen	5,0
Pfefferminzblätter	5,0
Baldrianwurzel	5,0
Johanniskraut	5,0

Teemischung 2

Baldrianwurzel	10,0
Melissenblätter	10,0
Kardamomenfrüchte	10,0
Ingwerwurzel	10,0
Johanniskraut	20,0

Zubereitung und Anwendung dieser Teemischungen: 2 gehäufte Teelöffel der jeweiligen Mischung mit ¼ Liter siedendem Wasser übergießen und 10 Minuten ausziehen. Nach dem Abseihen den Tee ½ Stunde vor dem Schlafengehen ungesüßt trinken.

Bei Schlafstörungen wegen Überforderung (Manager, Schüler, Studenten und Geistesarbeiter, die nachts nicht zur Ruhe kommen):

Teemischung

Melissenblätter	25,0
Orangenblüten	10,0
Hagebuttenfrüchte mit Samen	10,0
Hibiskusblüten (Rote Malve)	5,0

Zubereitung und Anwendung: 1 Eßlöffel der Mischung mit ¼ Liter siedendem Wasser übergießen. 10 Minuten ausziehen, abseihen. Eventuell mit Honig gesüßt, ½ Stunde vor dem Schlafengehen trinken.

Gegen Schlafstörungen bei depressiver Verstimmung: Das Hauptübel bei diesen Patienten ist, daß sie abends nicht entspannt, sondern beladen mit all ihren Sorgen und Ängsten zu Bett gehen. Sie sind davon überzeugt, nicht schlafen zu können, und liegen oft stundenlang wach. Meist sind es Menschen, die alleine leben. Dieser Tee erleichtert das Warten auf den Schlaf und fördert das Einschlafen:

Teemischung

Baldrianwurzel	20,0
Johanniskraut	20,0
Melissenblätter	10,0

Zubereitung und Anwendung: 2 bis 3 Teelöffel der Mischung mit $1/4$ Liter kaltem Wasser übergießen, 12 Stunden unter gelegentlichem Umrühren ausziehen, $1/4$ Stunde vor dem Schlafengehen, mit Honig gesüßt, trinken.

Teemischungen gegen Nervosität und depressive Verstimmungen

Hier kommt es darauf an, die Patienten zu entkrampfen, ohne sie schläfrig zu machen, denn sie müssen diese Tees auch am Tage und bei der Arbeit trinken können, ohne daß die Konzentration am Arbeitsplatz oder am Steuer darunter leidet.

Teemischung 1

Melissenblätter	20,0
Johanniskraut	20,0
Hopfenzapfen	5,0

Teemischung 2

Melissenblätter	20,0
Johanniskraut	20,0
Baldrianwurzel	10,0
Hibiskusblüten (Rote Malve)	10,0

Zubereitung und Anwendung dieser Teemischungen: 2 Teelöffel der jeweiligen Mischung mit 1 Tasse siedendem Wasser übergießen. 10 Minuten zugedeckt ausziehen, nach dem Abseihen schluckweise trinken. – Diese Tees sollten Sie täglich 2mal (und zwar morgens und mittags) über einen Zeitraum von etwa 6 Wochen regelmäßig trinken.

Ein ausgleichender Tee ist folgendermaßen zusammengesetzt:

Teemischung

Melissenblätter	10,0
Orangenblüten	10,0
Lavendelblüten	10,0
Hagebuttenfrüchte mit Samen	10,0
Fenchelfrüchte	10,0

Zubereitung und Anwendung: 2 Teelöffel der Mischung mit 1 Tasse siedendem Wasser übergießen, etwa 15 Minuten lang ausziehen, abseihen. Bei Bedarf 1 Tasse gut warm und schluckweise trinken.

Bäder

Natürlich gibt es auch Kräuterbäder gegen Schlaflosigkeit und Nervosität. Über das *Baldrianbad* und das *Melissenbad* habe ich bereits auf Seite 21 ausführlicher berichtet; beide Bäder sind auch wirksam bei Nervosität und Schlaflosigkeit. Zusätzlich empfehle ich das *Bad aus Lavendelblüten.* Es entspannt und beseitigt nervöse Gereiztheit. Wer die fertigen Badeextrakte für Lavendel-Bäder bevorzugt, muß darauf achten, daß er das Lavendel-Heilbad (Badeextrakt) und nicht ein kosmetisches Lavendel-Bad kauft. Sie können sich Ihr Lavendelblüten-Heilbad nach dem folgenden Rezept auch selber zubereiten.
Zubereitung: 50 bis 60 Gramm Lavendelblüten mit 2 Liter Wasser übergießen, den Ansatz zum Sieden erhitzen, dann vom Herd nehmen und 10 Minuten lang ausziehen. Nach dem Abseihen den Extrakt dem Badewasser zugießen.

Nervosität, depressive Verstimmungen, Schlafstörungen

Eigene Erfahrungen, die vielleicht etwas kurios klingen: Bei älteren Menschen versagen Beruhigungs- und Schlafmittel, selbst in hoher Dosierung, manchmal völlig. Statt Entspannung zu bringen, verstärken sie die Angst und Erregung, gegen die sie verordnet wurden. Das ist dann der Fall, wenn die Ursache der Unruhe oder der Schlafstörung eine schlechte Hirndurchblutung ist. Sedativa (Beruhigungs- und Schlafmittel) senken oft den Blutdruck und verringern dadurch die Hirndurchblutung noch mehr. In solchen Fällen kann eine Tasse Bohnenkaffee ein wirksames Schlaf- und Beruhigungsmittel sein.
Und noch ein Tip: Manchmal fördert ein Stückchen Traubenzucker das Wiedereinschlafen, wenn man nach wenigen Stunden Schlaf nachts plötzlich aufwacht.

Teerezepte aus älteren Arzneibüchern

Beruhigungs- und Schlaftee:

Teemischung

Melissenblätter	20,0
Haferfrüchte (Körner)	10,0
Hopfenzapfen	10,0
Fenchelfrüchte, zerstoßen	5,0
Baldrianwurzel	5,0

Tee gegen depressive Verstimmung:

Teemischung

Orangenblüten	20,0
Johanniskraut	20,0
Passionsblumenkraut	10,0
Lavendelblüten	10,0

Einschlaftee:

Teemischung

Baldrianwurzel	20,0
Hopfenzapfen	10,0
Fenchelfrüchte, zerstoßen	10,0
Lavendelblüten	10,0

Zubereitung und Anwendung dieser Teemischungen: 2 Teelöffel der jeweiligen Mischung mit ¼ Liter kochendem Wasser übergießen, 10 Minuten ziehen lassen, abseihen. Bei Bedarf oder vor dem Schlafengehen 1 Tasse Tee trinken.

Tee für ältere Leute zum Abendessen als Schlafvorbereitung:

Teemischung

Immergrünkraut	15,0
Weißdornblüten	15,0
Melissenblätter	10,0
Orangenblüten	10,0

Zubereitung und Anwendung: 2 Teelöffel der Mischung mit ¼ Liter kochendem Wasser übergießen, 5 Minuten lang ausziehen, abseihen und zum Abendessen, mindestens aber ½ Stunde vor dem Zubettgehen, gut warm trinken.

Rheuma und Gicht

Rheuma – das Krankheitsbild

Hat er an Gelenken oder Muskeln häufig sehr heftige Schmerzen, dann spricht der Laie in der Regel von »Rheuma«. Rheumatismus ist eine Bezeichnung, die schon vor mehr als 2000 Jahren von den Griechen verwendet wurde. Heute ist es ein Sammelbegriff für viele Beschwerden, denen der Schmerz in Gelenken, Muskeln, Wirbeln und Nerven gemeinsam ist. Die Beweglichkeit der Gliedmaßen ist in erheblichem Maße eingeschränkt. Trotz aller Fortschritte in der Medizin konnte Rheuma noch nicht besiegt werden. Man kennt die Ursachen des Rheumatismus noch nicht in allen Einzelheiten und kann daher dieses Leiden nicht heilen. Die ärztliche Therapie ist darauf ausgerichtet, das Fortschreiten der Krankheit zu verhindern, die Beweglichkeit der Gliedmaßen weitgehend zu erhalten und Schmerzen zu lindern.

Schon zu allen Zeiten behandelte man Rheumatismus mit Einreibungen, die das Gewebe besser durchbluten, mit Bädern oder auch mit Heilpflanzentees.

Unterstützung der ärztlichen Therapie durch Heilpflanzen

Die ärztliche Therapie kann man aber in jedem Fall erfolgreich mit Heilpflanzentees unterstützen, zumal man annimmt, daß Rheuma eine Stoffwechselkrankheit ist.

Die Zahl der Heilpflanzen, die bislang gegen Rheuma ausprobiert und verwendet wurden, ist ungeheuer groß, doch einige Heilpflanzen haben sich besonders gut bewährt. Der Ackerschachtelhalm, die Birke, die Brennessel, der Löwenzahn und auch der Holunder. Über den Wirkungsmechanismus dieser Heilpflanzen bei Rheumatismus weiß man wenig, man nimmt an, daß die Wirkung über die allgemeine Aktivierung des Stoffwechsels erzielt wird. Fest steht, daß Rheumatiker Tee-mischungen aus diesen Pflanzen positiv beurteilen; ihre Schmerzen sind weniger heftig, die bei Rheuma so häufigen Schmerzanfälle treten in größeren Abständen auf.

Tees und Teemischungen

An den Anfang meiner Empfehlungen bei rheumatischen Beschwerden im weitesten Sinne setze ich den *Löwenzahntee,* der ungemischt kurmäßig getrunken werden muß. Die Kur soll mindestens 8 Wochen dauern – mit 2 Tassen Tee pro Tag – und jeweils im Frühjahr und im Herbst durchgeführt werden. Mit dieser Teekur erreicht man eine bessere Durchblutung des Bindegewebes und eine allgemeine Anregung des Stoffwechsels im Hinblick auf intensivere Nieren- und Lebertätigkeit. Er wird vor allem von Menschen mit chronischen und degenerativen Gelenkerkrankungen (Gelenkveränderung) geschätzt. Die Schmerzen werden weniger und die Abstände zwischen den schmerzhaften Rheumaanfällen vergrößern sich.

Zubereitung von Löwenzahn-Tee: 1 bis 2 Teelöffel der geschnittenen Droge mit 1 Tasse Wasser übergießen, zum Sieden erhitzen und 1 Minute später vom Herd nehmen. Danach muß der Tee noch 10 Minuten ziehen, bevor man ihn abseiht.

Weil dieser Tee kurmäßig über acht Wochen getrunken werden soll, und weil manche Menschen neben der Wirkung auch einen guten Geschmack erwarten, empfehle ich statt des (ungemischten) Löwenzahntees die folgende Mischung:

Teemischung

Löwenzahnwurzel mit Kraut	20,0
Pfefferminzblätter	5,0
Hagebuttenfrüchte mit Samen	5,0
Hibiskusblüten (Rote Malve)	5,0

Rheuma und Gicht

Zubereitung und Anwendung: 1 bis 2 Teelöffel der Mischung mit 1 Tasse Wasser übergießen, zum Sieden erhitzen und 1 Minute später vom Herd nehmen. Danach muß der Tee noch 10 Minuten ziehen, bevor man ihn abseiht. Täglich 2 Tassen Tee kurmäßig über mindestens 8 Wochen trinken.

Die nachfolgenden *Rheumatees* sind bewährte Mischungen aus meiner Apothekenpraxis, die von Patienten mit **Muskelrheumatismus** ebenso gelobt werden wie von jenen, die an **Gelenkrheuma** leiden:

Teemischung 1

Holunderblüten	10,0
Ackerschachtelhalm	10,0
Brennesselblätter	10,0
Löwenzahnwurzel mit Kraut	10,0

Teemischung 2

Wacholderbeeren, zerstoßen	10,0
Brennesselblätter	10,0
Birkenblätter	10,0
Hagebuttenfrüchte mit Samen	10,0
Pfefferminzblätter	10,0

Teemischung 3

Schafgarbenkraut	10,0
Ackerschachtelhalm	10,0
Weidenrinde	10,0
Birkenblätter	10,0
Löwenzahnwurzel mit Kraut	10,0

Zubereitung und Anwendung dieser Teemischungen: 1 gehäufter Teelöffel der jeweiligen Mischung mit ¼ Liter kochendem Wasser übergießen, 10 Minuten ziehen lassen, abseihen. 2 Tassen täglich.

Die Wacholderbeer-Kur

Von vielen Rheumakranken und auch von Gichtpatienten (→Seite 27) wird eine Kur mit Wacholderbeeren immer wieder gelobt. Sie geht auf Sebastian Kneipp zurück und hat bis heute ihre Aktualität nicht verloren. Deshalb ist sie auch hier beschrieben. Jedoch möchte ich deutlich sagen, daß eine funktionstüchtige und gesunde Niere Voraussetzung für diese Kur ist. Nierenkranke vertragen den Einsatz von Wacholderbeeren in dieser Menge nicht, auch Schwangere müssen darauf verzichten. *So wird die Kur durchgeführt:* Die Wacholderbeeren zerkaut hinunterschlucken. Man beginnt mit 3mal täglich 1 Beere, steigert täglich um 3mal 1 Beere, bis man bei 3mal täglich 20 Beeren angelangt ist. Dann wird täglich um 3mal 1 Beere verringert, bis man wieder bei 3mal täglich 1 Beere angelangt ist.

Teufelskrallentee

Eine in jüngster Zeit viel diskutierte Heilpflanze gegen rheumatische Beschwerden stammt aus Süd- und Südwestafrika und wird bei uns unter der Bezeichnung »Teufelskralle« gehandelt; der botanische Name: Harpagophytum procumbens. Die Pflanze besitzt eine große, knollige Wurzel, aus der zu Beginn der Regenzeit in jedem Jahr frische Triebe hervorbrechen, die etwa 1 m lang werden, flach auf dem Boden liegen und leuchtend rot gefärbte Blüten ausbilden, die in den Blattachseln sitzen. Daraus entwickelt sich die Frucht, die bald verholzt und lange, verzweigte, mit Widerhaken versehene Arme ausbildet; daher wohl der Name »Teufelskralle«. Aber nicht diese Arme, sondern die Wurzelknollen bilden die Droge für den Tee. Mit dieser Droge hat sich die Wissenschaft beschäftigt und festgestellt, daß sie bei Rheuma und Gelenkerkrankungen, besonders bei Arthrose, dem chronischen Gelenkleiden, wirksam ist. Da wir sonst gegen dieses so häufige Leiden kein zufriedenstellendes Medikament haben, verdient die Teufelskralle Beachtung. Ihre Wirkung beruht in erster Linie auf der antiphlogistischen (entzündungshemmenden) Eigenschaft ihrer Inhaltsstoffe, von denen das Glykosid Harpagosid wohl der Hauptwirkstoff ist.

Es sind noch viele Untersuchungen nötig, bis man den Wirkungsmechanismus genau kennt, doch was bisher bekannt ist, reicht aus, um eine Langzeitbehandlung bei schmerzhaften Gelenkerkrankungen mit dem Tee zu versuchen. Die Erfahrung lehrt, daß nach einigen Wochen eine deutliche Schmerzlinderung zu beobachten ist.

Teufelskrallentee bekommt man in der Apotheke meist in Fertigpackungen. Dem Beipackzettel sind die Gebrauchsanweisung und die Häufigkeit der Anwendung zu entnehmen. Ich möchte allerdings darauf hinweisen, daß nur eine Langzeittherapie, also die Anwendung über einen Zeitraum von über 4 bis 8 Wochen, Erfolg verspricht.

Gicht – das Krankheitsbild

Wenn man die Gicht – zumindest in der Literatur, die sich mit Heilpflanzen befaßt – den rheumatischen Erkrankungen immer an die Seite stellt, so deshalb, weil die meisten Heilpflanzen, die sich bei Rheuma bewährt haben, auch bei Gicht eingesetzt werden können. Gicht ist eine Stoffwechselkrankheit, die mit erhöhter Harnsäure im Blut und in den Geweben einhergeht. Sie zeigt sich im Frühstadium durch immer wiederkehrende akute Gelenkentzündungen meist nur eines Gelenks. Charakteristisch ist der akute Anfall, der vornehmlich nachts und meist im Grundgelenk einer der großen Zehen auftritt. Diese Gichtanfälle sind überaus schmerzhaft. Das Gelenk ist stark geschwollen und heiß, die Haut darüber extrem schmerzempfindlich. Aber auch die anderen kleinen Gelenke der Zehen und

der Finger können von Gicht befallen werden. Bald bilden sich Verhärtungen aus, die sogenannten Gichtknoten. Wird die Gicht nicht behandelt, so kommt es zu chronischer Gelenkveränderung dadurch, daß sich in den Schleimbeuteln, den Bändern und Gelenkkapseln harnsaure Salze ablagern.

Dem Arzt stehen heute recht wirksame chemische Arzneimittel zur Behandlung der Gicht zur Verfügung, was aber nicht bedeutet, daß Heilpflanzen dadurch völlig verdrängt worden sind.

Unterstützung der ärztlichen Therapie durch Heilpflanzen

Solange es diese Krankheit gibt, so lange unterstützt man ihre Behandlung durch den Einsatz von Heilpflanzen. Denn Gicht ist nicht allein eine Sache des Harnsäurestoffwechsels, sondern muß auch als eine allgemeine Störung des Körperstoffwechsels gesehen werden. Heilpflanzen, die Stoffwechselvorgänge gezielt anregen, haben sich bei Gicht hervorragend bewährt. Drei Möglichkeiten bieten sich an:

● Bei Gichtkranken, deren Verdauung träge ist, die über harte Stühle klagen, geht es um die Regulierung des Stuhlgangs.

● Bei Gichtkranken mit verminderter Nierenaktivität muß man Heilpflanzen wählen, die die Nierentätigkeit anregen und somit für vermehrte Wasserausscheidung und Entschlackung sorgen.

● Bei Gichtkranken, deren Leber geschädigt ist, muß man die Arbeit der Leberzellen aktivieren.

Für Gichtpatienten mit diesen Störungen empfehle ich die folgenden Teemischungen, die sich in der Praxis immer wieder bewährt haben.

Rheuma und Gicht

Teemischungen

Zwei Tees für Gichtkranke mit chronischer Stuhlträgheit:

Teemischung 1

Schlehenblüten	10,0
Veilchenkraut	10,0
Holunderblüten	5,0
Faulbaumrinde	5,0

Teemischung 2

Rhabarberwurzel	10,0
Sennesschoten	10,0
Attichwurzel	5,0
Pfefferminzblätter	5,0
Hagebuttenfrüchte mit Samen	5,0

Zubereitung und Anwendung dieser Teemischungen: 1 gehäuften Teelöffel der jeweiligen Mischung mit ¼ Liter kochendem Wasser übergießen, 10 Minuten ziehen lassen, abseihen. 2 Tassen Tee täglich.

Zwei Tees für Gichtkranke mit verminderter Nierentätigkeit:

Teemischung 1

Birkenblätter	10,0
Brennesselblätter	10,0
Bohnenschalen	10,0
Hagebuttenfrüchte mit Samen	10,0

Teemischung 2

Goldrutenkraut	20,0
Birkenblätter	10,0
Löwenzahnwurzel mit Kraut	10,0
Hauhechelwurzel	10,0
Pfefferminzblätter	10,0

Zubereitung und Anwendung dieser Teemischungen: 1 gehäuften Teelöffel der jeweiligen Mischung mit ¼ Liter kochendem Wasser übergießen, 10 Minuten ziehen lassen, abseihen. 2 Tassen Tee täglich.

Zwei Tees für Gichtkranke mit gestörter Leberfunktion:

Teemischung 1

Löwenzahnwurzel mit Kraut	20,0
Tausendgüldenkraut	10,0
Mariendistelfrüchte	10,0
Pfefferminzblätter	10,0
Schöllkrautwurzel	5,0

Teemischung 2

Pestwurzblätter	10,0
Erdrauchkraut	10,0
Liebstöckelwurzel	10,0
Tausendgüldenkraut	5,0
Pfefferminzblätter	5,0

Zubereitung und Anwendung dieser Teemischungen: 1 gehäuften Teelöffel der jeweiligen Mischung mit ¼ Liter kochendem Wasser übergießen, 10 Minuten ziehen lassen, abseihen. 2 Tassen Tee täglich.

Oft sind die genannten Stoffwechselstörungen bei Gichtkranken nicht eindeutig zu erkennen. Für diese Patienten habe ich eine Teemischung mit breiterem Wirkungsspektrum ausprobiert:

Teemischung

Löwenzahnwurzel mit Kraut	20,0
Ackerschachtelhalm	10,0
Birkenblätter	10,0
Hagebuttenfrüchte mit Samen	10,0
Sennesblätter	10,0
Kamillenblüten	10,0
Weidenrinde	10,0
Sennesschoten	10,0
Pfefferminzblätter	10,0

Zubereitung und Anwendung: 1 bis 2 Teelöffel der Mischung mit ¼ Liter kaltem Wasser übergießen, zum Sieden erhitzen, sofort abseihen und schluckweise trinken. 2 bis 3 Tassen Tee täglich sind angezeigt.

Bäder bei Rheuma und Gicht

Wohl kein anderes Leiden wird durch Kräuterbäder so günstig beeinflußt wie Rheuma oder Gicht. Im Vordergrund steht das *Heublumenbad*. Es wurde schon von Pfarrer Kneipp sehr empfohlen, war damals wirkungsvoll und ist es heute noch.

Zubereitung und Anwendung: 500 g Heublumen in einem großen Topf mit 4 bis 5 Liter Wasser übergießen und diesen Ansatz langsam zum Sieden erhitzen, nach 15 Minuten abseihen. Die Flüssigkeit dem Vollbad zusetzen. Die Badetemperatur soll bei 39° C liegen; Dauer des Bades 10 Minuten, anschließend Bettruhe von mindestens 1 Stunde!

Auch das *Schachtelhalmbad* kann ich mit bestem Gewissen empfehlen.

Zubereitung und Anwendung: 100 g Schachtelhalm mit 2 Liter kochendem Wasser übergießen. Diesen Ansatz nach ungefähr 1 Stunde zum Sieden erhitzen, etwa 15 Minuten lang kochen, danach abseihen. Die Flüssigkeit dem Vollbad beigeben. Die Badetemperatur soll bei etwa 39° C liegen; Dauer des Bades 10 bis 15 Minuten. Auch nach diesem Bad ist Bettruhe empfehlenswert.

Einreibung mit Johanniskrautöl

Zum Abschluß möchte ich die Einreibung mit Johanniskrautöl erwähnen, die bei Rheuma- und Gichtpatienten gute Wirkung zeigt. Mit diesem Öl reibt man die erkrankten Stellen mehrmals täglich ein oder bedeckt die akut von Gicht befallenen Gelenke mit einem Mulläppchen, das mit Johanniskrautöl getränkt wurde.

Johanniskrautöl bekommen Sie in der Apotheke; sie können es aber auch selbst bereiten.

Zubereitung: Zur Herstellung des Johanniskrautöls braucht man Kraut, dessen Blüten gerade aufgegangen sind. Man benötigt für $1/2$ Liter etwa 125 g. Die frischen Johanniskrautblüten werden zerquetscht oder in einem Mörser zerstoßen und etwas zerrieben. Dann setzt man 500 g Olivenöl zu, vermischt das Ganze und füllt es in eine geräumige Weithalsflasche aus weißem Glas, die zunächst unverschlossen bleibt. An einem warmen Ort überläßt man die Mischung – unter gelegentlichem Umrühren – der Gärung. Wenn sie beendet ist (nach 3 bis 5 Tagen), wird das Glas verschlossen und so lange dem Sonnenlicht ausgesetzt, bis der Inhalt eine leuchtend rote Farbe angenommen hat. Das ist nach etwa 6 Wochen der Fall. Dann wird abgepreßt, das Öl von der wäßrigen Schicht abgegossen und in gut schließenden Flaschen aufbewahrt. Dieses Öl sieht in durchscheinendem Licht rubinrot, in darauffallendem Licht fluoreszierend dunkelrot bis gelbrot aus und riecht aromatisch.

Blasen- und Nierenbeschwerden

Das Krankheitsbild

Krampfartige Schmerzen in der Nierengegend, Durst, Blässe, große Müdigkeit, ein rötlich trüber Harn, in den meisten Fällen auch geschwollene Augenlider und gelegentlich Gliederschmerzen sind Anzeichen einer Nierenentzündung. Stechende Schmerzen, Durst und Appetitlosigkeit weisen auf eine Nierenbeckenentzündung hin. Für einen Menschen mit diesen Beschwerden beziehungsweise Krankheiten ist der einzig richtige Weg der zum Arzt!
Vor einer Selbstmedikation bei Nierenkrankheiten möchte ich nachdrücklich warnen. Die Niere ist eines der wichtigsten Organe unseres Körpers, ihr Versagen lebensgefährlich; ärztliche Behandlung ist daher oberstes Gebot. Es gibt gegen Nierenerkrankungen wirksame Heilpflanzen, in vielen Fällen bedient sich auch der Arzt phytotherapeutischer Präparate (Wirkstoffe pflanzlicher Herkunft) oder verschreibt Tees.

Unterstützung der ärztlichen Therapie durch Heilpflanzen

Als vorbeugende Maßnahmen und zur Unterstützung der ärztlichen Therapie bieten sich für den Laien Kräutertees geradezu an, zur Desinfektion der Nieren und der ableitenden Harnorgane einschließlich der Blase gibt es probate Heilpflanzen. Auch zur Verhinderung der Bildung von Nieren- und Blasensteinen, zur Ausschwemmung von Schlacken und Harngrieß (selbst kleiner Steine), zur Anregung der Nierentätigkeit sowie zur Entwässerung und zur Behandlung leichter Infektionen der ableitenden Harnwege als Folge einer Erkältung (Feldnephritis), oft verbunden mit Schwierigkeiten beim Wasserlassen, sind Heilpflanzen ideale Hilfen. Jahrhundertelange Erfahrung und ihre Bestätigung durch die Wissenschaft garantieren die Wirksamkeit.

Wassertreibende Teemischungen

Hierbei handelt es sich um Teemischungen, die in der Lage sind, die Aktivität der Nieren zu steigern. Das führt zu vermehrter Wasserausscheidung, zur Beseitigung von Wasseransammlungen im Körper als Folge verminderter Nierentätigkeit. Diese Tees erfüllen ihre Aufgabe, ohne das Nierengewebe besonders stark zu reizen oder gar zu schädigen – und das ist sehr wichtig. Die Birkenblätter, die Brennesselblätter, das Goldrutenkraut, das Bruchkraut, der Schachtelhalm, vor allen Dingen aber die Löwenzahnwurzel sind hierfür hervorragend geeignet. Auch die Hauhechelwurzel muß hier genannt werden. Man könnte alle hier genannten Drogen auch einzeln (ungemischt) gebrauchen. Weil jede dieser wassertreibenden Heilpflanzen aber doch ein wenig anders wirkt, weil die Angriffsflächen jeweils unterschiedlich sind, wirken sie im »Team« durch gegenseitige Ergänzung und durch Erweiterung der Wirkungsbreite besser.
Fünf Teemischungen, die sich in der Praxis als wassertreibende Tees sehr gut bewährt haben, möchte ich hier vorstellen. In der Wirkung sind sie einander ähnlich, jedoch letztlich abhängig von der Konstitution des Patienten und seiner Störungen im Bereich der Wasserausscheidung. Deshalb muß man sie ausprobieren. Bei den beiden Mischungen 4 und 5 habe ich einige Heilpflanzen ohne spezifische wassertreibende Wirkung mit hineingenommen, um den Geschmack zu verbessern – es ist nämlich wichtig, daß sie gut schmecken, weil diese Tees über einen längeren Zeitraum getrunken werden müssen.

Teemischung 1

Löwenzahnwurzel mit	
Kraut	10,0
Hauhechelwurzel	10,0
Ackerschachtelhalm	10,0
Wacholderbeeren	10,0
Liebstöckelwurzel	5,0

Teemischung 2

Bruchkraut	10,0
Hauhechelwurzel	10,0
Goldrutenkraut	10,0
Petersilienfrüchte	10,0

Teemischung 3

Birkenblätter	20,0
Brennesselblätter	20,0
Hauhechelwurzel	10,0
Bohnenschalen	10,0

Teemischung 4

Löwenzahnwurzel mit	
Kraut	20,0
Brennesselblätter	10,0
Fenchelfrüchte	10,0
Süßholzwurzel	10,0
Pfefferminzblätter	5,0

Teemischung 5

Birkenblätter	10,0
Ackerschachtelhalm	10,0
Löwenzahnwurzel mit	
Kraut	10,0
Bohnenschalen	10,0
Melissenblätter	10,0
Hagebuttenfrüchte mit	
Samen	10,0

Zubereitung und Anwendung dieser Tee-mischungen: 1 gehäuften Teelöffel der jeweiligen Mischung mit $^1/_4$ Liter kochendem Wasser übergießen, 10 Minuten ziehen lassen, abseihen. 2 Tassen täglich.

Teemischungen zur Desinfektion der Niere, der Blase und der ableitenden Harnwege

Diese Tees setzt man vornehmlich dann ein, wenn man sich eine leichte Infektion (Entzündung) zugezogen hat. Brennende Schmerzen beim Wasserlassen, häufiger Harndrang bei nur wenig Harnausscheidung sind die ersten Anzeichen. Ursache ist oft eine Erkältung. Wenn Sie dann sofort eine Kur mit einem guten desinfizierenden Tee machen, können Sie die Beschwerden schnell und dauerhaft beseitigen; es kommt also gar nicht erst zu einer ernsten Erkrankung.

Auch der Arzt verordnet derartige Tees zur Unterstützung seiner Therapie, zur Nachbehandlung akuter oder zur Behandlung chronischer Blasenentzündungen, die bei älteren Menschen (besonders bei Frauen) häufig sind. Drei empfehlenswerte Tees:

Teemischung 1

Bärentraubenblätter	20,0
Ackerschachtelhalm	10,0
Pfefferminzblätter	5,0

Teemischung 2

Bärentraubenblätter	20,0
Orthosiphon (Indischer	
Blasen- und Nierentee)	20,0
Birkenblätter	10,0

Teemischung 3

Bärentraubenblätter	20,0
Goldrute	10,0
Orthosiphon (Indischer	
Blasen- und Nierentee)	10,0
Liebstöckelwurzel	10,0

Zubereitung und Anwendung dieser Tee-mischungen: 2 Teelöffel der jeweiligen Mischung mit $^1/_4$ Liter kaltem Wasser übergießen, unter gelegentlichem Umrühren 12 Stunden ausziehen, abseihen und auf Trinktemperatur erwärmen. Man sollte 3mal täglich 1 Tasse Tee trinken.

Bei allen Teemischungen, die in größerer Menge *Bärentraubenblätter* enthalten, ist der *Kaltansatz* unbedingt erforderlich. Bärentraubenblätter enthalten nämlich sehr viel Gerbstoffe, die bei vielen Patienten Übelkeit verursachen. Wissenschaftliche Untersuchungen haben ergeben, daß beim Kaltansatz die wertvollen Wirkstoffe der Bärentraubenblätter fast vollständig in Lösung gehen, doch nur wenig Gerbstoff ausgezogen wird. Das bedeutet, daß die Wirksamkeit gewährleistet ist, die

Nebenwirkungen jedoch ausgeschaltet sind. Wichtig: Bärentraubenblättertee wirkt im alkalischen Bereich günstiger, weil dann die Aufspaltung des Wirkstoffs Arbutin in das desinfizierende Hydrochinon vollständig erfolgt. Setzen Sie deshalb dem trinkfertigen Tee 2 große Messerspitzen voll Natron (Natriumhydrogenkarbonat) zu und bevorzugen Sie pflanzliche Nahrung.

Teemischungen, die der Steinbildung vorbeugen

Zur Vorbeugung einer Steinbildung und zur Verhütung der Neubildung von Blasen- oder Nierensteinen nach Steinabgang oder Operation eignen sich einige Heilpflanzen besonders gut. Sie wirken nicht nur wassertreibend (also durchspülend), sondern können – besonders der Löwenzahn – Neubildung und Vergrößerung vorhandener Steine aktiv verhindern.
Zwei Tees, die sich hier bewährt haben:

Teemischung 1

Löwenzahnwurzel mit	
Kraut	20,0
Birkenblätter	10,0
Goldrutenkraut	10,0

Teemischung 2

Löwenzahnwurzel mit	
Kraut	20,0
Birkenblätter	20,0
Pfefferminzblätter	5,0
Bohnenschalen	5,0

Zubereitung und Anwendung dieser Teemischungen: 2 Teelöffel der jeweiligen Mischung mit 1/4 Liter kochendem Wasser übergießen, 15 Minuten ziehen lassen, abseihen. 2 bis 3 Tassen täglich sind die richtige Dosierung.

Wasserstoß zum Austreiben von Blasen- oder Nierensteinen

Nicht nur große Steine lösen überaus schmerzhafte *Koliken* aus, oft sind es gerade die kleinen Steine, die sehr häufig Beschwerden machen. Meistens sind sie noch so klein, daß sie auf natürliche Weise über die ableitenden Harnwege ausgetrieben werden können. Manchmal gelingt das schon, wenn Sie einen wassertreibenden Tee in großer Menge trinken, mitunter aber erst durch Anwendung eines sogenannten Wasserstoßes:

Teemischung

Löwenzahnwurzel mit	
Kraut	20,0
Birkenblätter	10,0
Schachtelhalm	10,0

Zubereitung und Anwendung: 1 gehäuften Eßlöffel der Mischung mit 1/2 Liter sprudelndem Wasser überbrühen, 15 Minuten lang ausziehen, abseihen und die Teemenge mit 1 Liter Wasser verdünnen. Diese Flüssigkeit – 1 1/2 Liter – soll möglichst innerhalb von 30 Minuten getrunken werden. Mit der nun einsetzenden sehr heftigen Harnflut werden Grieß und kleine Steine ausgeschwemmt.

Prostatabeschwerden

Das Krankheitsbild

Die Prostata (Vorsteherdrüse) gehört zwar nicht zu den Harnorganen, doch ihre Erkrankung (Entzündung oder Vergrößerung) löst Beschwerden aus, die den Blasen- und Nierenbeschwerden ähnlich sind. Das ist besonders dann der Fall, wenn Beschwerden beim Wasserlassen durch eine Vergrößerung der Prostata verursacht werden. Die Prostata nämlich umschließt die Harnröhre an jener Stelle, an der sie aus der Blase tritt; eine Schwellung (durch Entzündung) oder eine Vergrößerung (Hypertrophie), die bei Männern im Alter von über 50 Jahren sehr häufig auftritt, behindert die Harnausscheidung. In den meisten Fällen ist diese Vergrößerung der Prostata (Wucherung) gutartig, eine Untersuchung auf Krebs jedoch sollte in jedem Fall erfolgen.

Das bedeutet, daß der Besuch des zuständigen Facharztes für Urologie – also für Erkrankungen der Harnorgane – unerläßlich ist. Diese wichtige Untersuchung gehört schon lange zum Programm der Krebsvorsorgeuntersuchung.

Unterstützung der ärztlichen Therapie durch Heilpflanzen

Jede Behandlung der erkrankten Prostata ist Sache des Arztes. Seine Anordnungen jedoch lassen sich mit Heilpflanzentees unterstützen, der Arzt verordnet sogar häufig wassertreibende Tees, um die Harnentleerung zu fördern, sowie Bäder aus Heilpflanzen oder Kürbiskerne zum Einnehmen, weil alle diese Maßnahmen fördernd in den Mechanismus der Harnentleerung eingreifen.

In vielen Fällen muß die Prostatawucherung allerdings operativ entfernt werden. Obgleich dieser Eingriff relativ einfach ist, wird er von der Mehrzahl der betroffenen Männer sehr gefürchtet. Viele von ihnen pfuschen auf eigene Faust an sich herum und versäumen es so, rechtzeitig den Arzt aufzusuchen. Taucht auch nur ein Kräutlein auf, dem man eine positive Wirkung nachsagt, wird es kritiklos gebraucht. Geschäftstüchtige Händler verstehen es immer wieder, die Akzente so zu setzen, daß aus einem harmlosen Kraut ein Wundermittel wird.

»Zaubermittel« Weidenröschen?

So ist es in jüngster Zeit geschehen mit dem kleinblütigen Weidenröschen unserer Wälder, das als »Zauberpflanze« plötzlich im Mittelpunkt des Interesses stand, weil behauptet wurde, man könne mit einem Tee daraus alle Prostatabeschwerden (sogar Krebs) sicher heilen. Die Droge war zunächst kaum zu bekommen, dann wurde das Weidenröschen von jedermann gesammelt und teuer verkauft.

Die Qualität war entsprechend: In den Tüten, die mir von Patienten vorgelegt wurden, waren kaum Blätter zu finden, sondern vorwiegend Stengel – verholzt und oft nicht einmal richtig trocken. Vom Preis, der dafür verlangt wurde, will ich gar nicht sprechen.

Was ist vom kleinblütigen Weidenröschen wirklich zu erwarten? Exakte wissenschaftliche Untersuchungen, die eine Beurteilung zulassen, gibt es nicht. Berichtet wird, daß bei verzögertem Wasserlassen da und dort eine Besserung eintritt. Ob die Vergrößerung der Prostata durch Anwendung des Tees aufgehalten oder gar eine Rückbildung der Wucherung erreicht werden kann, ist nicht belegt. Gegen Prostatakrebs wirkt diese Heilpflanze mit Sicherheit nicht. Deshalb lautet mein Rat: Verwenden Sie ohne Rücksprache mit Ihrem Arzt das Weidenröschen nicht!

Teemischung und Bäder

Zur Förderung der Wasserausscheidung bei Prostatabeschwerden kann ich diesen wassertreibenden Tee empfehlen:

Teemischung

Brennesselblätter	20,0
Birkenblätter	10,0
Bohnenschalen	10,0
Löwenzahnwurzel mit Kraut	10,0
Ackerschachtelhalm	10,0
Orthosiphon (Indischer Blasen- und Nierentee)	10,0

Zubereitung und Anwendung: 1 bis 2 Teelöffel der Mischung mit ¼ Liter kochendem Wasser übergießen, 10 Minuten ziehen lassen, abseihen. 2 Tassen Tee täglich.

Zweimal pro Woche ist ein *Bad mit Heublumen oder Schachtelhalm* anzuraten. Es ist gut, zwischen diesen beiden Heilpflanzen zu wechseln (→Seite 29).

Die Kur mit Kürbiskernen

Aussichtsreich bei der Behandlung der Prostatavergrößerung ist auch, wie schon angedeutet, eine Kur mit Kürbiskernen: 2- bis 3mal täglich 1 Eßlöffel voll Kürbiskerne essen. Dieses natürliche »Medikament« bleibt selbst bei dem notwendigen Dauergebrauch ohne Nebenwirkungen; Urologen bestätigen die Wirksamkeit. Sich einen Tee daraus zu bereiten, ist nicht empfehlenswert. Kürbiskerne sollten Sie sich in der Apotheke kaufen, sie stammen aus Spezialkulturen und sind wirkstoffreicher als Kerne aus dem eigenen Garten. Die Wirkung zeigt sich folgendermaßen: Die Behinderung der Harnentleerung verringert sich, der Wasserstrahl wird kräftiger und das Urinieren nicht mehr unterbrochen. In der Blase bleibt weniger Restharn zurück. Das Druckgefühl im Bereich der Blase und der Harnröhre wird kaum noch wahrgenommen oder verschwindet ganz. Das Fortschreiten der Prostatavergrößerung wird verlangsamt oder ganz aufgehalten. Über eine Rückbildung der Vergrößerung liegen jedoch keine objektiven Befunde vor.

Magen- und Darmbeschwerden

Das Krankheitsbild

Viele Menschen klagen über Magen- und Darmbeschwerden. Mal sind es Schmerzen im Bereich des Magens, mal krampfartige Beschwerden im Bauch, dann wieder werden Appetitlosigkeit, Völlegefühl, Blähungen und Übelkeit mit Brechreiz angegeben, Durchfälle oder Verstopfung. Die Beschwerden sind sehr verschiedenartig. Manchmal lassen sich sogar Müdigkeit, Antriebsschwäche oder gar Schlaflosigkeit auf Störungen im Magen- und Darmbereich zurückführen (→ auch Seite 41). Beschwerden dieser Art sind nicht immer Anzeichen einer ernsten Erkrankung, sondern sehr häufig nur vorübergehende Irritationen (Unstimmigkeiten) im Magen- und Darmbereich, hervorgerufen durch Magenüberladung, Hetze beim Essen, Nervosität oder leichte Darminfektionen durch hygienisch nicht ganz einwandfreie Nahrungsmittel (Urlaub in südlichen Ländern). Ungewohnte Kost oder Klimawechsel können mal zu Durchfällen, ein andermal zu Verstopfungen führen. In all diesen Fällen wird man nicht gleich zum Arzt gehen, sondern bestrebt sein, sich selber zu helfen – und das ist mit Heilpflanzentees in kürzester Zeit möglich.

Behandlung mit Heilpflanzen

Über die Verwendung von Heilpflanzen zur Linderung von Magen- und Darmbeschwerden liegen nicht nur jahrtausendelange Erfahrungen vor, sondern auch unzählige wissenschaftliche Untersuchungen, die nicht nur die Wirkung bestätigen, sondern auch die Wirkungsbereiche abgrenzen. Kamille, Pfefferminze, Kümmel, Tausendgüldenkraut, um nur einige zu nennen, sind nicht nur »altbewährte Hausmittel«, sondern wissenschaftlich anerkannte Heilmittel für diese Beschwerden. So einfach die Behandlung dieser akuten Magen- und Darmbeschwerden, des »verdorbe-

nen Magens« im weitesten Sinne, auch ist, so schwer zugänglich sind die chronischen Beschwerden wie Magenschleimhautentzündung, Reizmagen und nervöser Magen. Auch dem Arzt macht es Schwierigkeiten, die Zusammenhänge alle aufzudecken. Das Röntgenbild zeigt eine Vergrößerung der Schleimhautfalten oder zu schnelle Bewegung der Magenmuskulatur, das Labor meldet zu hohe Magensaft-Säure-Werte; »Gastritis« (Magenentzündung) lautet die Diagnose dann meistens. Magengeschwüre oder Zwölffingerdarmgeschwüre sind weniger häufig als angenommen, sensationelle Befunde sind ausgesprochen selten.

»Gastritis« – das ist eine sehr allgemeine Diagnose. Wie kommt es dazu? Wie kann man die Gastritis ausheilen und nicht nur lindern? Auf diese Frage wissen auch die Ärzte nicht immer eine überzeugende Antwort.

Es gibt Menschen, die alles essen und trinken können, die ihre Mahlzeiten in Hetze hinunterschlingen, ohne jemals unter Magen- und Darmbeschwerden zu leiden. Daneben aber gibt es Menschen, deren Magen so empfindlich ist, daß sie bei der geringsten Unachtsamkeit im Hinblick auf ihre Kost mit Schmerzen und Unbehagen reagieren.

Bei vielen Menschen ist der Zustand von Magen und Darm abhängig von ihrer jeweiligen Lebenssituation. Mit starken Medikamenten ist in diesen Fällen nicht viel zu bessern. Um wieder gesund zu werden, muß der Patient vielmehr versuchen, seine Lebensführung zu ändern. Er muß sich die Frage stellen: Was mache ich falsch?

Ist Hektik die Ursache, so bleiben die Beschwerden so lange bestehen, bis man in seinen Tagesablauf Ruhe einkehren läßt. Nicht mit Hilfe von starken Tabletten, sondern durch Veränderung. Sind Sorgen, Leistungsdruck, Ärger und Ängste die möglichen Ursachen der Beschwerden, so muß man sich bemühen, Abhilfe zu schaffen, und sind »nur« unregelmäßige, übermäßige Nahrungsaufnahme oder Genußmittelmißbrauch (Alkohol,

Nikotin) die Störfaktoren, so müssen sie ausgeschaltet werden durch die Umstellung der Lebensgewohnheiten – sonst kuriert man vergeblich herum.
Auch in solchen Fällen kommt den Heilpflanzen eine besondere Bedeutung zu. Als leichte Arzneimittel (Mite-Phytotherapeutika) lindern sie nicht nur sehr schnell die Beschwerden, sondern sie helfen auch dauerhaft, indem sie Magen und Darm stärken im Sinne einer Roborierung (Verminderung der Empfindlichkeit) und Abschirmung gegen schädigende Einflüsse. Und selbst bei schweren Defekten im Magen und Darm, bei Magen- und Zwölffingerdarmgeschwüren zum Beispiel, kann man mit Heiltees die ärztliche Therapie wirkungsvoll unterstützen, oft sogar erst die Voraussetzung schaffen für eine erfolgreiche Chemotherapie.

Teemischungen

Appetitlosigkeit ist meistens ein Zeichen dafür, daß der Magen zu wenig Magensaft produziert. Man spricht in solchen Fällen von einem schlaffen, saftlosen Magen. Hier kann man mit Heilpflanzen, die Bitterstoffe oder aromatische Bitterstoffe enthalten, schnell Abhilfe schaffen. Folgende Mischung hat sich dabei bewährt:

Teemischung

Pomeranzenschalen	10,0
Tausendgüldenkraut	10,0
Hagebuttenfrüchte mit Samen	10,0

Zubereitung und Anwendung: 1 gehäuften Teelöffel der Mischung mit ¼ Liter heißem Wasser überbrühen, 5 Minuten ziehen lassen, abseihen und ½ Stunde vor den Mahlzeiten mäßig warm und ungesüßt trinken.
Diese Teemischung fördert auch die Weiterverdauung der Nahrung im Darm, wodurch die Bekömmlichkeit garantiert ist. Nur gelegentlich treten noch nach den Mahlzeiten

Völlegefühl und Blähungen auf – vorwiegend bei jenen Menschen, die Hülsenfrüchte und die verschiedenen Kohlgemüse nicht gut vertragen. In solchen Fällen rate ich zu folgendem Tee:

Teemischung

Kümmelfrüchte, zerstoßen	10,0
Fenchelfrüchte, zerstoßen	10,0
Tausendgüldenkraut	5,0
Enzianwurzel	5,0

Zubereitung und Anwendung: 1 gehäuften Teelöffel der Mischung mit ¼ Liter kaltem Wasser übergießen, zum Sieden erhitzen und sofort abseihen. Nach dem Essen schluckweise ½ Tasse Tee trinken.

Bei allgemeiner Verdauungsschwäche, wenn jedes Essen »wie ein Stein im Magen liegt«, und noch nach Stunden beim Aufstoßen der Geschmack der gegessenen Speisen auftritt, helfen zwei Tees, die ich hier zur Auswahl anbiete:

Teemischung 1

Engelwurz	20,0
Beifußkraut	10,0
Melissenblätter	10,0
Erdbeerblätter	10,0

Teemischung 2

Kamillenblüten	10,0
Pfefferminzblätter	10,0
Enzianwurzel	5,0
Schafgarbenkraut	5,0
Tausendgüldenkraut	5,0

Zubereitung und Anwendung dieser Teemischungen: 1 gehäuften Eßlöffel der jeweiligen Mischung mit ¼ Liter kochendem Wasser übergießen und an einem warmen Ort zugedeckt 15 Minuten lang ausziehen. Nach den Hauptmahlzeiten jeweils 1 Tasse Tee ungesüßt trinken.

Eine in Magentees wenig verwendete Heilpflanze ist der Thymian. Man gebraucht ihn vornehmlich gegen Husten. Seine ätherischen Öle fördern aber in idealer Weise den Verdauungsvorgang in Magen und Darm und beugen durch ihre desinfizierende Wirkung Blähungen sowie Gärungsprozessen vor. Ein Magentee mit Thymian ist somit eine echte Verdauungshilfe:

Teemischung

Thymiankraut	20,0
Kümmelfrüchte	10,0
Pfefferminzblätter	10,0
Tausendgüldenkraut	10,0

Zubereitung und Anwendung: 2 gehäufte Teelöffel der Mischung mit ¼ Liter kochendem Wasser übergießen, 10 Minuten ziehen lassen, abseihen. 1 Tasse Tee mäßig warm, vor jeder Hauptmahlzeit trinken.

Manchmal fragen mich meine Kunden in der Apotheke nach einem magenstärkenden Tee. Versuche ich dann, mich zu orientieren, welche Beschwerden vorliegen, so bekomme ich in der Regel keine befriedigende Auskunft; Blähungen seien eigentlich nicht vorhanden, Schmerzen nur wenig, ein unbestimmtes Druckgefühl häufiger, der Appetit sei zufriedenstellend, doch irgend etwas »stimme nicht« und so wolle man den »schwachen Magen« stärken.
Jahrelange Erfahrung hat bewiesen, daß folgende Teemischung hilft:

Teemischung

Kondurangorinde	30,0
Pfefferminzblätter	15,0
Stiefmütterchenkraut	15,0
Kamillenblüten	10,0
Ringelblumenblüten	10,0
Boldoblätter	7,0
Melissenblätter	5,0

Zubereitung und Anwendung: 2 Teelöffel der Mischung mit ¼ Liter kochendem Wasser übergießen, 10 Minuten ziehen lassen, abseihen. 2 Tassen Tee täglich über einen Zeitraum von 2 bis 3 Wochen.

Sehr häufig sind sowohl bei Kindern als auch bei Erwachsenen **akute Magenbeschwerden,** die sich durch **Übelkeit** mit **Brechreiz** und unbestimmten **Leibschmerzen** zeigen. Gerade hier kann man mit Heilpflanzen eine schnelle Linderung erreichen (→ auch Seite 41).

Bei plötzlich auftretenden krampfartigen Magenbeschwerden, hervorgerufen durch zu üppiges Essen oder auch Erkältung:

Teemischung

Pfefferminzblätter	20,0
Kamillenblüten	20,0
Schafgarbenkraut	10,0

Bei Übelkeit und Brechreiz mit und ohne Magenschmerzen:

Teemischung

Pfefferminzblätter	20,0
Kamillenblüten	10,0
Melissenblätter	10,0
Anisfrüchte, zerstoßen	5,0

Zubereitung und Anwendung dieser Teemischungen: 2 Teelöffel der jeweiligen Mischung mit ¼ Liter kochendem Wasser übergießen, 10 Minuten ziehen lassen, abseihen. Es genügt häufig, von diesem Tee 1 Tasse schluckweise zu trinken.

Bei plötzlich auftauchenden Blähungen, die durch Hebung des Zwerchfells Herzbeschwerden auslösen:

Teemischung

Kardamomenfrüchte	20,0
Kümmelfrüchte	20,0
Fenchelfrüchte	10,0

Zubereitung und Anwendung: 2 Teelöffel der Mischung mit ¼ Liter kochendem Wasser übergießen und nach 10 Minuten abseihen. Bei Bedarf ½ Tasse Tee trinken.

Zwei Tees bei Magenschmerzen unmittelbar nach zu fettem Essen:

Magen- und Darmbeschwerden

Teemischung 1

Tausendgüldenkraut	10,0
Pfefferminzblätter	10,0
Kümmelfrüchte	5,0
Beifußkraut	5,0

Teemischung 2

Melissenblätter	20,0
Enzianwurzel	10,0
Kümmelfrüchte	5,0
Anisfrüchte	5,0

Zubereitung und Anwendung dieser Tee-mischungen: 2 Teelöffel der jeweiligen Mi-schung mit ¼ Liter kochendem Wasser über-gießen und nach 10 Minuten abseihen.
1 kleine Tasse Tee gut warm und schluckwei-se trinken.

Zu den akuten Magen- und Darmbeschwer-den zähle ich auch **Durchfälle** und **Verstop-fungen,** wenn sie durch Diätfehler oder »Überessen«, durch leichte Infektionen oder Klimawechsel hervorgerufen werden.
Zwei wirksame Tees gegen akuten Durchfall:

Teemischung 1

Blutwurz	20,0
Pfefferminzblätter	10,0
Kamillenblüten	10,0

Teemischung 2

getrocknete Heidelbeeren	20,0
Melissenblätter	10,0
Kamillenblüten	10,0

Ist der Durchfall mit übelriechenden Darm-gasen verbunden, dann hilft dieser Tee:

Teemischung

Thymiankraut	20,0
Pfefferminzblätter	10,0
Eichenrinde	10,0
Ratanhiawurzel	10,0
(statt Ratanhia kann man auch Blutwurz nehmen)	
Kamillenblüten	10,0

Zubereitung und Anwendung dieser Tee-mischungen: 2 Teelöffel der jeweiligen Mi-schung mit ¼ Liter kaltem Wasser übergie-ßen, zum Sieden erhitzen, 10 Minuten ziehen lassen, abseihen. 2 bis 3 Tassen Tee täglich beseitigen die Beschwerden schnell.

Akute Stuhlverstopfung läßt sich beheben mit den bekannten Abführdrogen Sennesblätter, Sennesschoten und Faulbaumrinde, die man zu gleichen Teilen miteinander mischt.

Zubereitung und Anwendung: 1 bis 2 Teelöf-fel dieser Mischung – zunächst nicht mehr! – mit ¼ Liter sprudelndem Wasser übergießen. 10 Minuten ausziehen, nach dem Abseihen 1 Tasse Tee trinken – möglichst am Abend, dann erfolgt die Wirkung am nächsten Morgen.
Eine mildere Abführmischung ist folgender-maßen zusammengesetzt:

Teemischung

Holunderblüten	20,0
Fenchelfrüchte, zerstoßen	10,0
Sennesblätter	10,0
Kamillenblüten	10,0

Zubereitung und Anwendung: 2 Teelöffel der Mischung mit ¼ Liter kochendem Wasser übergießen. 10 Minuten ziehen lassen, absei-hen. Auch diesen Tee trinkt man am Abend.

Anmerkung: Bei Abführtees kann man die Intensität der Wirkung schlecht voraussagen. Wer aber am nächsten Morgen keine Entlee-rung hat, darf die Teemenge, die er trinkt (nicht den Ansatz), bedenkenlos erhöhen. Wer auf die angegebene Menge hingegen mit wäßrigen Stühlen reagiert, muß den Ansatz um die Hälfte verringern, er darf also nur 1 Teelöffel der Teemischung verwenden.

Die Leinsamen-Kur zum Abführen

Ich lege Wert auf die Feststellung, daß die hier vorgestellten Abführtees nur für den akuten Fall gedacht sind. Chronische Stuhlverstopfung sollte nicht fortwährend mit starkwirkenden Abführtees reguliert werden. Das führt zu Darmreizungen und mitunter zu erheblichen Darmbeschwerden. Wer an chronischer Stuhlverstopfung leidet, sollte die Ursache durch den Arzt klären lassen. Erst wenn geklärt ist, daß kein krankhafter Befund vorliegt, kann versucht werden, den Darm zur Pünktlichkeit zu erziehen, zum Beispiel mit Hilfe von Leinsamen.

Als Abführmittel nimmt man Leinsamen zerquetscht oder grob gemahlen. Vorheriges Einweichen ist nicht zu empfehlen, weil die Aufquellung des Leinsamens erst im Darm erfolgen soll. Vermischt man den Leinsamen mit Fruchtmus oder süßt mit Honig, dann verstärkt sich die Wirkung, ebenso beim Zusatz von Milchzucker im Verhältnis 1:1.

Morgens und abends müssen jeweils mindestens 2 Eßlöffel Leinsamen genommen werden. Die Wirkung zeigt sich nicht sofort; wer Leinsamen als Abführmittel verwendet, muß ein wenig Geduld aufbringen. Bei chronischer Verstopfung vergehen sogar manchmal 2 bis 3 Tage, bis sich der Erfolg einstellt. – Reichlich Flüssigkeit trinken (Mineralwasser)!

Teemischung bei Magengeschwüren

Magengeschwüre sowie die chronische Magenschleimhautentzündung müssen vom Arzt behandelt werden, der auch nach den Ursachen forscht, um nicht nur lindern, sondern auch heilen zu können. Ein Heilpflanzentee jedoch hat eine so erstaunliche Wirkung, daß ich Ihnen dringend raten möchte, nach Rücksprache mit dem behandelnden Arzt ein bewährtes Rezept auszuprobieren.

Teemischung

Kamillenblüten	30,0
Kümmelfrüchte, zerstoßen	10,0
Tausendgüldenkraut	10,0
Pfefferminzblätter	3,0
Sennesblätter	3,0

Zubereitung und Anwendung: 2 Teelöffel der Mischung mit 1/4 Liter kochendem Wasser übergießen, 10 Minuten ziehen lassen, abseihen. Diesen Tee füllt man in die Thermosflasche und trinkt ihn regelmäßig morgens und abends: die Tasse Tee am Morgen noch im Bett, die Tasse Tee am Abend unmittelbar vor dem Schlafengehen.

Die Rollkur

Sowohl bei Magengeschwüren als auch bei chronischer oder akuter Magenschleimhautentzündung ist eine Rollkur sehr hilfreich. Bewährt hat sich dafür der *Kamillentee.*

Zubereitung und Anwendung: Man bereitet sich einen Kamillentee, indem man 1 bis 2 gehäufte Teelöffel Kamillenblüten mit 1/4 Liter sprudelndem Wasser übergießt, 10 Minuten ziehen läßt, gelegentlich umrührt und dann abseiht. Von diesem Tee trinkt man morgens vor dem Aufstehen 1 Tasse gut warm, jedoch nicht heiß. Danach legt man sich 5 Minuten auf den Rücken, anschließend 5 Minuten auf den Bauch, dann 5 Minuten auf eine und 5 Minuten auf die andere Seite. Auf diese Weise hat der heilende Kamillentee alle Teile des gereizten oder entzündeten Magens erreicht und überdies genügend lange auf sie eingewirkt.

Statt mit Kamillentee allein kann man auch mit wirkungsvollen *Teemischungen* eine Rollkur machen, bei denen Kamille anteilig immer vorherrschen sollte:

Teemischung 1

Kamillenblüten	20,0
Melissenblätter	5,0

Magen- und Darmbeschwerden

Teemischung 2

Kamillenblüten	20,0
Thymiankraut	5,0
Pfefferminzblätter	5,0

Zubereitung dieser Teemischungen: Wie auf Seite 39 beschrieben.

Teerezepte aus älteren Arzneibüchern

Blähungtreibender Tee (Species carminativae) aus dem Ergänzungsbuch zum Deutschen Arzneibuch 6. Ausgabe 1926:

Teemischung

Anisfrüchte, zerstoßen	10,0
Fenchelfrüchte, zerstoßen	10,0
Kümmelfrüchte, zerstoßen	10,0
Korianderfrüchte, zerstoßen	10,0
Angelikawurzel	10,0

Tee gegen Magenbeschwerden mit leichter Stuhlverstopfung:

Teemischung

Brombeerblätter	30,0
Leinsamen	15,0
Enzianwurzel	10,0
Rhabarberwurzel	10,0
Pfefferminzblätter	5,0
Kamillenblüten	5,0
Tausendgüldenkraut	5,0

Tee gegen Verdauungsbeschwerden:

Teemischung

Löwenzahnwurzel mit Kraut	10,0
Birkenblätter	5,0
Faulbaumrinde	5,0
Brennesselblätter	5,0
Pfefferminzblätter	5,0
Kümmelfrüchte	5,0
Tausendgüldenkraut	5,0

Tee gegen nervöse Magenbeschwerden:

Teemischung

Engelwurz	20,0
Schafgarbenkraut	10,0
Melissenblätter	10,0
Orangenblüten	10,0
Erdbeerblätter	10,0

Zubereitung und Anwendung dieser Teemischungen: 2 Teelöffel der jeweiligen Mischung mit ¼ Liter siedendem Wasser übergießen, in bedecktem Gefäß etwa 10 Minuten lang ausziehen und abseihen. Bei Bedarf täglich 1 bis 3 Tassen Tee, am besten ungesüßt trinken.

Die Kur mit Weißkohlsaft

Patienten mit Magengeschwüren oder chronischer Magenschleimhautentzündung sowie Zwölffingerdarmgeschwüren möchte ich die Kur mit Weißkohlsaft erklären. Der Volksmedizin gebührt der Ruhm, permanent auf die Heilwirkung des Kohls hingewiesen zu haben, besonders auf die Wirkung der innerlichen Anwendung des Saftes bei Magengeschwüren. Dies wurde von der Wissenschaft aufgegriffen, die erstaunliche Feststellungen machte: Im Jahre 1950 fand Cheney den sogenannten Anti-Ulkus-Faktor. Dieser Wirkstoff ist in frischem Kohlsaft enthalten. Die gute Wirkung des Weißkohlsaftes bei Magen- und Zwölffingerdarmgeschwüren wurde in großen amerikanischen Krankenhäusern festgestellt und in Schweizer Kliniken bestätigt. *Zubereitung und Anwendung:* Aus den frischen Blättern des Weißkohlkopfes wird im Entsafter ein frischer Kohlsaft hergestellt. Er hat einen merkwürdigen Geruch und einen faden Geschmack. Man muß bei leicht verdaulicher Kost täglich nach dem Essen insgesamt 1 Liter Kohlsaft trinken. Die subjektiven Beschwerden, vor allem die Schmerzen, verschwinden unter dieser Behandlung sehr schnell. Das Röntgenbild läßt den Erfolg der Behandlung ebenfalls erkennen. Selbst Entzündungen in Dünn- und Dickdarm bessern sich durch Kohlsaft schnell. In den meisten Fällen wird er gut vertragen. Gelegentlich auftretende Blähungen kann man durch Beimischen von Kümmeltee ausschalten.

Diät bei Magenerkrankungen?

Leider wird heute oft noch die Meinung vertreten, Patienten mit Magenschleimhautentzündung, Magen- und Zwölffingerdarmgeschwüren müßten eine strenge Diät einhalten. Diese Ansicht ist überholt. Erlaubt ist, was bekommt – und das findet der Patient sehr schnell heraus. Schleimsuppen schaden mehr als sie nützen. Abgesehen vom Salz sind alle Gewürze erlaubt, auch Paprika, Senf, Pfeffer, Ingwer und andere scharfe Gewürze.
Den Magenpatienten ist diese neue Erkenntnis eine große Hilfe. Sie fühlen sich bei einer »Vollkost« viel wohler und leistungsfähiger. Es hat sogar den Anschein, daß bei normaler Ernährung Magenschleimhautentzündungen und Magengeschwüre schneller ausheilen als bei der früher üblichen strengen Magendiät. Wichtig ist es natürlich, daß der Patient sich genau beobachtet, um das Unverträgliche so schnell wie möglich zu erkennen und dann natürlich zu meiden.
Gebratenes wird zumeist schlechter vertragen, doch darauf kann man leicht Rücksicht nehmen.

Eine Blinddarmentzündung nicht übersehen!

Die Selbstmedikation mit Heilpflanzentee bei leichten Befindlichkeitsstörungen im Verdauungstrakt hat sich bewährt und ist empfehlenswert.

Dennoch möchte ich hier deutlich darauf hinweisen, daß uncharakteristische Beschwerden wie Übelkeit, Erbrechen, Appetitlosigkeit und diffuse Leibschmerzen auch die ersten Anzeichen einer akuten Blinddarmentzündung sein können, bevor sich die typischen Beschwerden, die rechtsseitigen Unterbauchschmerzen, einstellen.
Bei dem geringsten Verdacht, vor allem dann, wenn die Kräutertees nicht sofort wirken, wenn die Beschwerden nach dem Absetzen des Tees wieder auftreten oder sich gar Fieber einstellt, ist unverzüglich der Arzt aufzusuchen, um eine beginnende Blinddarmentzündung oder andere behandlungsbedürftige Krankheiten nicht zu übersehen.

Galle- und Leberbeschwerden

Behandlung mit Heilpflanzen

Die handelsüblichen Tees gegen Galle- und Leberbeschwerden sind in ihrer Zusammensetzung meistens so beschaffen, daß sie sowohl die Galleproduktion in der Leber anregen und Entzündungen der Gallenblase sowie der Gallenwege bessern, als auch den Galleabfluß regulieren. Durch ihre Zusammensetzung wird sehr häufig auch eine Leberschutztherapie, die Beruhigung der »unruhigen« Steingalle, vor allem aber die Linderung anfallsweise auftretender kolikartiger Schmerzen angestrebt.

Diese Tees sind infolgedessen sehr »breit angelegt«, sie enthalten zudem Heilpflanzen, die man auch erfolgreich bei Magen- und Darmbeschwerden einsetzt. Das ist sicher richtig, weil eine gestörte Leberfunktion, ein behinderter Galleabfluß die gesamte Verdauung beeinflussen und manche Magenleiden auslösen, außerdem Blähungen und Stuhlverstopfung verursachen können.

Galle- und Leberpatienten sind aber – so meine ich – dennoch nicht alle auf die gleiche Weise zu behandeln, deshalb habe ich bei den nachfolgenden Teevorschlägen besonders hervortretende und sehr häufig genannte Beschwerden berücksichtigt. Die Zahl der galle- und leberwirksamen Heilpflanzen ist groß.

Tees und Teemischungen zur Leberschutztherapie

Hier stehen die *Mariendistelfrüchte* mit ihrem Wirkstoffkomplex (Silymarin) im Vordergrund. Diese Inhaltsstoffe nämlich können die Leber schützen und wirken bei der gerade heute so weit verbreiteten Fettleber regenerativ, also zellerneuernd. Leberschäden sind sehr häufig. Die akute Hepatitis, die ansteckende Leberentzündung, die dringend ärztlicher Behandlung bedarf, befällt die Menschen epidemisch. Sie hinterläßt oft schwere Dauer-

schäden, wenn der Patient seine Leber nicht so lange dadurch schützt, daß er sich richtig ernährt und Alkohol strikt meidet, bis die Blutuntersuchungen über längere Zeit wieder normale Werte zeigen und somit eindeutig die Gesundung der Leber beweisen. Überernährung und übermäßiger Alkoholkonsum können aber auch ohne vorhergehende Leberentzündung zur Leberverfettung führen, das heißt zur Stillegung oder sogar zur Zerstörung eines großen Teils der Leberzellen. Medikamente aus der Retorte des Chemikers helfen hier nur begrenzt – und nie schnell. Absolutes Verbot aller Lebergifte wie Alkohol und einer großen Reihe von Industrie-Medikamenten, zusammen mit einer vom Arzt nach wissenschaftlichen Erkenntnissen zusammengestellten Ernährung sind die ersten, absolut notwendigen Behandlungsmaßnahmen.

In jedem Fall bedarf die Leber noch einer Unterstützung. Mit Medikamenten ist, wie gesagt, äußerste Vorsicht geboten. Denn mit der Leber ist das Hauptentgiftungsorgan unseres Körpers erkrankt. Wir dürfen also keine Stoffe geben, die in irgendeiner Weise für die Leber auch giftig sein könnten. Das bedeutet, daß wir in einer Zwickmühle stecken. Hier hilft die Mariendistel als unschädliches leberspezifisches Pflanzentherapeutikum.

Das für die Wirkung verantwortliche Silymarin in der Mariendistel ist auch in höherer Dosierung und bei Dauergebrauch nebenwirkungsfrei und im Hinblick auf die Regeneration der Leber außerordentlich wirksam. Seine Leberschutzwirkung konnte im Tierexperiment eindeutig nachgewiesen werden; leberschädigende Stoffe werden durch die Gabe von Silymarin in ihrer Wirksamkeit abgeschwächt oder ganz aufgehoben. In einem der Modellversuche verwendete man sogar das gefährlichste »Lebergift«, das Gift vom Grünen Knollenblätterpilz.

Nach den vorliegenden Untersuchungsergebnissen ist daher nicht daran zu zweifeln, daß die Mariendistel schützend und regenerierend auf die Leber wirkt. Für leberkranke oder

Galle- und Leberbeschwerden

leberempfindliche Menschen ist deshalb eine *Teekur mit Mariendistel* empfehlenswert. Die Beschwerden lassen bald nach, das Allgemeinbefinden bessert sich. Auch eine überstandene akute Hepatitis wird erfolgreich mit Mariendisteltee nachbehandelt.

Zubereitung und Anwendung von Mariendistel-Tee: 1 Teelöffel Mariendistelfrüchte mit ¼ Liter kochendem Wasser übergießen, 10 bis 20 Minuten lang ausziehen und abseihen. Der Tee wird heiß und schluckweise getrunken, morgens nüchtern, ½ Stunde vor dem Mittagessen und abends vor dem Schlafengehen jeweils 1 Tasse.

Auch die Wurzel vom Löwenzahn zusammen mit seinen Rosettenblättern (*Löwenzahnwurzel mit Kraut*) besitzt eine Leberschutzwirkung. Löwenzahn aktiviert die Tätigkeit der Leberzellen und unterstützt die Wirkung der Mariendistelfrüchte, so daß auch diese Mischung zu empfehlen ist:

Teemischung

Mariendistelfrüchte	20,0
Löwenzahnwurzel mit Kraut	10,0

Ein kleiner Zusatz von Pfefferminze ist gut für jene Menschen, deren Galleabfluß leicht gestört ist, was sich durch ein Druck- oder Völlegefühl im Bauch (meistens ohne Blähungen) bemerkbar macht. Ich empfehle folgenden Tee:

Teemischung

Mariendistelfrüchte	20,0
Löwenzahnwurzel mit Kraut	10,0
Pfefferminzblätter	10,0

Wer nicht nur ein Völlegefühl nach den Mahlzeiten verspürt, sondern auch unter Blähungen zu leiden hat, wird diesen Tee bevorzugen:

Teemischung

Mariendistelfrüchte	15,0
Löwenzahnwurzel mit Kraut	15,0
Pfefferminzblätter	5,0
Kümmelfrüchte, zerstoßen	5,0

Zubereitung und Anwendung dieser Teemischungen: 1 gehäuften Teelöffel der jeweiligen Mischung mit ¼ Liter kochendem Wasser übergießen, 10 Minuten ziehen lassen, abseihen. 2 bis 3 Tassen Tee am Tag.

Die ersten Anzeichen einer Lebererkrankung

Daß jede Erkrankung der Leber – bereits beim Auftreten der ersten Anzeichen – vom Arzt behandelt werden muß, ist selbstverständlich. So zeigt sich eine beginnende Lebererkrankung: Das Weiße im Auge oder die Haut färbt sich gelb, der Stuhl wird weiß wie Kitt oder der Urin kaffeebraun, weil Gallenfarbstoff, der in der Leber gebildet wird, in die Blutbahn gelangt ist.

Teemischungen bei Gallensteinen

Wenn der Arzt Gallensteine im Röntgenbild feststellt, wird die Frage akut, ob operiert werden soll oder nicht. Es kommt mir nicht zu, hierzu einen Rat zu erteilen. Das ist allein Sache des Arztes. Da aber sehr viele Menschen mit ihren Gallensteinen leben, häufig Schmerzen haben oder gar von heftigen Koliken heimgesucht werden, will ich einige Teemischungen vorstellen, die diese Beschwerden zu lindern vermögen.

Heilpflanzen mit Bitterstoffen werden von Patienten mit Gallensteinen immer wieder als besonders wirksam gerühmt. Diese Menschen müssen den bitteren Geschmack des Tees akzeptieren. Süßen hat keinen Sinn, denn Zuk-

43

ker oder Süßstoff bringt keine wesentliche Geschmacksverbesserung, weil der bittere Geschmack dominiert, außerdem werden die Süßmittel nicht gut vertragen. Auch Heilpflanzen mit viel ätherischem Öl, besonders die Pfefferminze, und solche mit krampflösenden Inhaltsstoffen – wie das Schöllkraut, der Erdrauch oder die Pestwurz – leisten Gallensteinträgern zusätzlich gute Dienste.

Zur Beruhigung der Steingalle:

Teemischung

Beifußkraut	10,0
Tausendgüldenkraut	10,0
Pfefferminzblätter	10,0

Zubereitung: 1 gehäuften Teelöffel der Mischung mit $1/4$ Liter kochendem Wasser übergießen. 10 Minuten ziehen lassen, abseihen.
Anwendung: Von diesem Tee sollte man 1 Tasse schluckweise und recht warm trinken, wenn sich eine Gallenkolik anbahnt (Steinträger können das meistens vorhersehen). Zur Vorbeugung, nach schweren und fettreichen Mahlzeiten (Diätsünden), ist eine Tasse Tee ebenfalls zu empfehlen.

Ein weiterer Tee für Patienten mit Gallensteinen, der Spasmen (Verkrampfungen) löst und dadurch ebenfalls Koliken vorzubeugen vermag, ist folgendermaßen zusammengesetzt:

Teemischung

Pestwurzblätter	10,0
Wermutkraut	10,0
Melissenblätter	10,0
Erdrauchkraut	10,0

Zubereitung: Wie oben.
Anwendung: Diesen Tee trinkt man zweckmäßigerweise nach jeder Hauptmahlzeit und zwar möglichst warm und schluckweise. Jeweils $1/2$ Tasse reicht aus.

Teemischungen bei Gallenblasenentzündungen oder Entzündungen der Gallenwege

Gegen Druckgefühl und leichte bis mittelschwere (brennende) Schmerzen bei dominierender (vorherrschender) Appetitlosigkeit:

Teemischung

Tausendgüldenkraut	10,0
Pfefferminzblätter	10,0
Schafgarbenblüten	10,0
Kamillenblüten	10,0

Wenn zusätzlich Blähungen nach den Mahlzeiten auftreten:

Teemischung

Tausendgüldenkraut	10,0
Pfefferminzblätter	10,0
Kamillenblüten	10,0
Kümmelfrüchte, zerstoßen	5,0
Fenchelfrüchte, zerstoßen	5,0

Wenn krampfartige Schmerzen vorherrschen:

Teemischung

Kamillenblüten	10,0
Pfefferminzblätter	10,0
Melissenblätter	10,0
Pestwurzblätter	10,0
Schöllkrautwurzel	5,0
Erdrauchkraut	5,0

Wenn Druckgefühl und Schmerzen regelmäßig nach dem Essen auftreten, also eine verminderte Galleausschüttung anzunehmen ist:

Teemischung

Enzianwurzel	10,0
Pfefferminzblätter	10,0
Kamillenblüten	10,0
Löwenzahnwurzel mit	
Kraut	10,0
Brennesselblätter	10,0
Johanniskraut	10,0

Wenn zusätzlich eine Stuhlverstopfung vorliegt:

Teemischung

Sennesschoten	5,0
Faulbaumrinde	5,0
Melissenblätter	5,0
Kamillenblüten	5,0
Löwenzahnwurzel mit Kraut	5,0
Fenchelfrüchte, zerstoßen	5,0
Anisfrüchte	5,0
Kümmelfrüchte	5,0
Wermutkraut	5,0

Zubereitung und Anwendung dieser Teemischungen: 1 bis 2 Teelöffel der jeweiligen Mischung mit $^1/_4$ Liter kochendem Wasser übergießen, 10 Minuten ziehen lassen, abseihen. Entweder nur bei Bedarf 1 Tasse Tee oder regelmäßig über einige Tage morgens und abends 1 Tasse Tee trinken.

Teekuren, die eine Neubildung von Gallensteinen verhindern

Kann bei einem Menschen, der zur Gallensteinbildung neigt oder schon eine Gallensteinoperation hinter sich hat, eine Neubildung von Gallensteinen durch regelmäßiges Teetrinken verhindert werden? Diese Frage kann ich mit »ja« beantworten. Der Löwenzahn nämlich ist in der Lage, die Neubildung von Gallensteinen (das gilt auch für Nierensteine) sowie die Vergrößerung vorhandener Steine zu verhindern. Das ist wissenschaftlich erwiesen, den Wirkungsmechanismus allerdings kennt man noch nicht in allen Einzelheiten.

Leider hat sich die Hoffnung, mit Wirkstoffen aus dem Löwenzahn Gallen- und Nierensteine aufzulösen, um so ohne Operation auszukommen, bis jetzt nicht bestätigt.

Ich empfehle allen Leber- und Gallenpatienten, besonders aber den Steinträgern unter

ihnen, zweimal im Jahr (zweckmäßigerweise im Herbst und im Frühjahr) eine *Kur mit Löwenzahntee* über einen Zeitraum von 6 bis 8 Wochen zu machen. Täglich 2 Tassen Tee sind ausreichend.

(Diese Teekur leistet übrigens auch Rheumatikern gute Dienste.)

Zubereitung von Löwenzahn-Tee: 2 Teelöffel Löwenzahnwurzel mit Kraut mit $^1/_4$ Liter Wasser übergießen, zum Sieden erhitzen und 1 Minute später vom Herd nehmen. Danach muß der Tee noch 10 Minuten ziehen, bevor man ihn abseiht.

Ein Tee, der eine Leberschutztherapie einschließt und den Stoffwechsel anregt, ist folgendermaßen zusammengesetzt:

Teemischung

Mariendistelfrüchte	20,0
Löwenzahnwurzel mit Kraut	20,0
Brennesselblätter	10,0
Birkenblätter	10,0
Goldrutenkraut	10,0

Zubereitung und Anwendung: 1 bis 2 Teelöffel der Mischung mit $^1/_4$ Liter kochendem Wasser übergießen, 10 bis 20 Minuten ziehen lassen, abseihen. – Auch diesen Tee muß man über einen längeren Zeitraum trinken, mindestens jedoch zweimal im Jahr 4 Wochen lang, täglich 2 Tassen.

Wer die Abwechslung liebt, kann die Kur auch mit beiden Tees durchführen: An einem Tag reinen Löwenzahntee, am nächsten die angegebene Mischung – täglicher Wechsel nach Belieben.

Teerezepte aus älteren Arzneibüchern

Leber- und Galletee mit einer leichten Abführwirkung:

Teemischung

Mariendistelfrüchte	20,0
Pfefferminzblätter	20,0
Wermutkraut	20,0
Benediktenkraut	10,0
Kümmelfrüchte	10,0
Rhabarberwurzel	10,0

Zubereitung und Anwendung: 1 Teelöffel der Mischung mit $\frac{1}{4}$ Liter kochendem Wasser übergießen, 10 Minuten ziehen lassen, abseihen. 3 Tassen Tee täglich trinken.

Galletee mit Leinsamen:

Teemischung

Wermutkraut	10,0
Schafgarbenkraut	10,0
Ackerschachtelhalm	10,0
Leinsamen, ganz	10,0

Zubereitung und Anwendung: 1 gehäuften Teelöffel der Mischung mit $\frac{1}{4}$ Liter kochendem Wasser übergießen, 10 Minuten ziehen lassen, abseihen. Bei Bedarf 1 Tasse Tee trinken.

Tee bei einer chronischen Gallenblasenentzündung:

Teemischung

Tausendgüldenkraut	10,0
Pfefferminzblätter	10,0
Kamillenblüten	10,0
Boldoblätter	5,0
Kümmelfrüchte	5,0
Kardamomenfrüchte	2,0

Zubereitung und Anwendung: 1 gehäuften Teelöffel der Mischung mit $\frac{1}{4}$ Liter kochendem Wasser übergießen, in bedecktem Gefäß 5 Minuten ausziehen, abseihen und schluckweise möglichst heiß trinken. Meistens reicht

1 Tasse Tee über den Tag verteilt aus. (Zum Warmhalten Thermosflasche verwenden.)

Tee bei gestörter Gallefunktion (Dyskinesie der Gallenwege):

Teemischung

Pestwurzblätter	30,0
Wermutkraut	20,0

Galle- und Lebertee mit Andorn:

Teemischung

Andornkraut	20,0
Pfefferminzblätter	10,0
Löwenzahnwurzel mit	
Kraut	10,0
Wermutkraut	10,0

Zubereitung und Anwendung dieser Teemischungen: 2 Teelöffel der jeweiligen Mischung mit $\frac{1}{4}$ Liter zimmerwarmem Wasser übergießen, unter häufigem Umrühren 3 bis 5 Stunden lang ausziehen. Auf Trinktemperatur erwärmen, den Tee schluckweise trinken.

Frauenleiden

Das Beschwerdebild

Zunächst muß mit aller Deutlichkeit gesagt werden, daß hinter den zahlreichen Beschwerden, über die sich Mädchen und Frauen verschiedenster Altersstufen zuweilen beklagen, sehr ernste Krankheiten stecken können. Die Vorstellung wirksamer Kräutertees gegen Frauenleiden darf deshalb keine Frau veranlassen, den notwendigen Gang zum Frauenarzt, den sehr viele Frauen scheuen, nun doch noch hinauszuzögern oder gar zu unterlassen, um es zuerst mit einer Selbstbehandlung zu versuchen. Das wäre töricht und fahrlässig.

Wir verfügen über wirksame Heilpflanzen, zum Beispiel gegen Dysmenorrhoe, die starken, kolikartigen Schmerzen kurz vor und während der Monatsregel, die allgemein als »Periodenschmerzen« bezeichnet werden, gegen anlagebedingten »Weißfluß« (konstitutionellen Fluor) und zur Linderung und Abschwächung der zwar »normalen«, doch lästigen Beschwerden in den Wechseljahren. In diesen Fällen liegen, das ergeben die ärztlichen Untersuchungen, in der Mehrzahl der Fälle keine erkennbaren organischen Ursachen vor, so daß die Behandlung mit Heilpflanzen zu verantworten ist.

Ganz besonders geeignet sind Heilpflanzen zur Behandlung der sogenannten vegetativen Dystonie des kleinen Beckens, die medizinisch auch »Parametropathia spastica« genannt wird (→ Seite 49), unter der meist sensible und überforderte Frauen leiden. Sie klagen über die verschiedensten – wie sie angeben – sehr heftigen Beschwerden, so daß Linderung dringend notwendig ist. Die frauenärztliche Untersuchung deckt meist keine besonders behandlungsbedürftige Krankheit auf. Heilpflanzentherapie ist hier sogar die beste Therapie.

Bevor man aber Heilpflanzentees einsetzt, das möchte ich an dieser Stelle wiederholen, sollte eine gynäkologische (frauenärztliche) Untersuchung durchgeführt werden.

Teemischungen bei Periodenschmerzen (Dysmenorrhoe)

Mal sind es ganz junge Mädchen – sie schicken meistens ihre Mütter in die Apotheke, damit sie ihnen ein Medikament besorgen –, die einige Tage vor und während der Periode sehr starke und krampfartige Schmerzen im Unterleib verspüren. Mal sind es berufstätige junge Frauen, die ihrem Arbeitsplatz mit ziemlicher Sicherheit jeden Monat für einige Tage fernbleiben, weil sie während »der Tage« kolikartige Schmerzen haben. Mal sind es ältere Frauen, die – wie sie sagen – immerzu unter leichten bis mittelschweren Unterleibsschmerzen leiden.

»Der Arzt kann nichts finden«, antworten sie, wenn man sie danach fragt, und immer Tabletten zu nehmen, erscheint ihnen selber nicht zweckmäßig.

In solchen Fällen hilft Kamillentee, manchmal ohne weiteren Zusatz, besser aber in Kombination mit Pfefferminze, Melisse, Schafgarbe, Anis, Fenchel oder Kümmel. Bei gleichzeitiger Verstopfung versetzt man den Tee noch mit Faulbaumrinde oder Sennesblättern.

Tee für junge Mädchen, die sich noch nicht an die Regelblutungen gewöhnt haben und deshalb ängstlich und übertrieben empfindlich reagieren:

Teemischung

Kamillenblüten	20,0
Melissenblätter	10,0

Tee bei gleichzeitiger (nicht chronischer) Stuhlverstopfung:

Teemischung

Kamillenblüten	20,0
Melissenblätter	10,0
Faulbaumrinde	10,0
Fenchelfrüchte	10,0

Tee für ältere Mädchen und Frauen:

Teemischung

Kamillenblüten	20,0
Schafgarbenkraut	20,0
Melissenblätter	10,0

Tee bei gleichzeitiger (nicht chronischer) Stuhlverstopfung:

Teemischung

Kamillenblüten	20,0
Schafgarbenkraut	20,0
Melissenblätter	10,0
Pfefferminzblätter	5,0
Sennesblätter	5,0
Faulbaumrinde	5,0

Zubereitung und Anwendung dieser Tee-mischungen: 2 Teelöffel der jeweiligen Mischung mit ¼ Liter siedendem Wasser übergießen, 10 Minuten lang ausziehen. Nach dem Abseihen schluckweise sehr warm trinken; bei Bedarf 2 bis 3 Tassen Tee pro Tag.

Ein sogenannter »Frauentee« bei chronischen Schmerzzuständen meist älterer Frauen auch zwischen den Monatsblutungen zur kurmäßigen Anwendung über einen Zeitraum von 4 bis 6 Wochen:

Teemischung

Kamillenblüten	20,0
Schafgarbenkraut	20,0
Baldrianwurzel	10,0
Johanniskraut	10,0
Melissenblätter	10,0
Fenchelfrüchte	10,0
Sennesblätter	5,0
Faulbaumrinde	5,0

Zubereitung und Anwendung: 2 Teelöffel der Mischung mit ¼ Liter siedendem Wasser übergießen und 10 Minuten lang ausziehen. Nach dem Abseihen schluckweise sehr warm trinken: 2mal täglich über einen Zeitraum von 4 bis 6 Wochen 2 Tassen Tee, zweckmäßigerweise mit Honig gesüßt.

Teemischungen bei »Weißfluß«

Wenn eine ärztliche Untersuchung eindeutig ergeben hat, daß es sich weder um eine bakterielle Infektion noch um Trichomonaden oder Pilze als auslösende Ursachen handelt, wenn es sich also um einen konstitutionellen Fluor (anlagebedingten Weißfluß) handelt, dann bieten sich zwei in der Volksmedizin sehr viel verwendete Heilpflanzen, nämlich die Weiße Taubnessel oder der Frauenmantel auch heute noch an. Für die *innerliche Anwendung* kann man diese beiden Heilpflanzen mit Schachtelhalm, Löwenzahn und Schafgarbe kombinieren. Für die *äußerliche Anwendung* ist auch die Kamille von Bedeutung. Obgleich man von der Taubnessel und vom Frauenmantel nicht sicher sagen kann, welche der bisher bekannten Inhaltsstoffe die Wirkung auslösen, so wird dennoch von Ärzten und Patienten die Wirkung immer wieder bestätigt.

Tee für jüngere Frauen von schwacher Konstitution mit chronischem Weißfluß:

Teemischung

Weiße Taubnesselblüten	10,0
Frauenmantelkraut	10,0
Schachtelhalmkraut	10,0

Zubereitung und Anwendung: 2 gehäufte Teelöffel der Mischung mit ¼ Liter siedendem Wasser übergießen, 15 Minuten lang ausziehen; diese Teemenge zweckmäßigerweise mit Honig süßen und zweimal täglich trinken.

Tee vornehmlich für ältere Frauen, die gleichzeitig besonders nervös sind:

Teemischung

Weiße Taubnesselblüten	10,0
Frauenmantelkraut	10,0
Schachtelhalmkraut	10,0
Schafgarbenkraut	10,0
Melissenblätter	10,0
Johanniskraut	10,0

Zubereitung und Anwendung: 2 gehäufte Teelöffel der Mischung mit $\frac{1}{4}$ Liter siedendem Wasser übergießen und 15 Minuten lang ausziehen. Dieser Tee sollte, am besten mit Honig gesüßt, kurmäßig über einen Zeitraum von 4 bis 6 Wochen getrunken werden. Er eignet sich auch zur Unterstützung der ärztlichen Therapie (vorher mit dem Arzt darüber sprechen!) bei anderen, nicht rein konstitutionell bedingten Fluorfällen.

Teemischungen für die *äußerliche Anwendung:*

Teemischung 1

Weiße Taubnesselblüten	10,0
Kamillenblüten	10,0
Salbeiblätter	10,0

Teemischung 2

Kamillenblüten	10,0
Frauenmantelkraut	10,0
Salbeiblätter	10,0

Teemischung 3

Kamillenblüten	10,0
Thymiankraut	10,0
Weiße Taubnesselblätter	10,0
Blutwurz	5,0
Frauenmantelkraut	5,0

Zubereitung und Anwendung dieser Aufgüsse: 2 gehäufte Eßlöffel der jeweiligen Mischung mit 1 Liter siedendem Wasser übergießen und 10 Minuten ausziehen. Nach dem Abkühlen ist der Intimbereich damit zu waschen. Auch für Scheidenspülungen oder Sitzbäder geeignet.

Teemischungen beim Beschwerdekomplex der vegetativen Dystonie des kleinen Beckens

Etwa 20% der Frauen, die den Gynäkologen (Frauenarzt) aufsuchen und über verschiedene, oft sehr heftige Beschwerden wie krampfartige Schmerzen im Unterleib, deren Lokalisation (genaue Lage) oft nicht exakt angegeben werden kann, Kreuzschmerzen, kolikartige Schmerzen bei der Regelblutung, heftige Schmerzen in den Brüsten vor und während der Regel sowie häufige Kopfschmerzen, meist auch noch über »Weißfluß« und Juckreiz im Genitalbereich klagen, werden nach der Untersuchung mit der beruhigenden Feststellung des Arztes entlassen, ein ernstlicher Befund sei nicht erhoben worden. Die Beschwerden seien vielmehr anlagebedingt oder nervöser Art, ein ausgleichendes Medikament sei angezeigt.

In solchen Fällen hat sich die vielseitig verwendbare *Schafgarbe* besonders bewährt: Täglich 1 Tasse Schafgarbentee über einen längeren Zeitraum (6 bis 8 Wochen) getrunken, zudem einmal in der Woche ein Schafgarben-Vollbad oder -Sitzbad bringen in vielen Fällen spürbare und anhaltende Besserung.

Zubereitung von Schafgarben-Tee: 2 Teelöffel Schafgarbenkraut mit $\frac{1}{4}$ Liter kochendem Wasser übergießen und nach 15 Minuten abseihen. Mäßig warm trinken.

Zubereitung und Anwendung des Schafgarben-Bades: 50 bis 75 g Schafgarbenkraut mit 1 Liter kochendem Wasser übergießen, 20 Minuten lang ausziehen und abseihen. Diese Flüssigkeit wird einem Vollbad zugesetzt. Für ein Sitzbad reicht $\frac{1}{3}$ dieser Menge aus.

Drei Teemischungen für hochgradig nervöse Frauen, die gleichzeitig über Einschlafstörungen klagen:

Teemischung 1

Schafgarbenkraut	20,0
Melissenblätter	10,0
Baldrianwurzel	10,0

Teemischung 2

Schafgarbenkraut	20,0
Melissenblätter	20,0
Hopfenzapfen	10,0

Teemischung 3

Schafgarbenkraut	25,0
Kamillenblüten	15,0
Baldrianwurzel	10,0
Fenchelfrüchte	5,0

Zwei Teemischungen für inaktive und depressive Frauen:

Teemischung 1

Schafgarbenkraut	20,0
Johanniskraut	20,0

Teemischung 2

Schafgarbenkraut	20,0
Johanniskraut	10,0
Melissenblätter	10,0
Orangenblüten	10,0

Zwei Teemischungen für Frauen, die gleichzeitig unter starkem Weißfluß leiden:

Teemischung 1

Schafgarbenkraut	10,0
Taubnesselblüten	10,0
Frauenmantelkraut	10,0
Kamillenblüten	10,0

Teemischung 2

Schafgarbenkraut	10,0
Kamillenblüten	10,0
Schachtelhalmkraut	10,0
Frauenmantelkraut	10,0

Die Mischungen sind in ihrer Wirkung bei den beschriebenen Beschwerden einander sehr ähnlich und können nach Geschmack ausgewählt werden.
Zubereitung und Anwendung dieser Teemischungen: 2 Teelöffel der jeweiligen Mischung mit $1/4$ Liter siedendem Wasser übergießen, 10 Minuten ausziehen, abseihen und täglich über einen Zeitraum von einigen Wochen 2 Tassen Tee trinken. Süßen mit Honig ist empfehlenswert.

Teemischungen bei Beschwerden in den Wechseljahren

»Die in den Wechseljahren auftretenden Störungen der Monatsblutungen und die Beschwerden wie Hitzewallungen und Schweißausbrüche sind nicht Symptome einer Erkrankung. Sie sind vielmehr bedingt durch eine hormonale Umstellung und einfach zu behandeln. Das Ausbleiben der Periode als sichtbares Zeichen dieser Umstellung (Menopause) ist ein normaler körperlicher Vorgang; er schädigt den Körper in keiner Weise, sondern markiert lediglich den Übergang von der fruchtbaren in die unfruchtbare Lebensphase der Frau. – Symptome wie Hitzewallungen und nächtliches Schwitzen können sehr unterschiedlich ausgeprägt sein und von den Frauen auch unterschiedlich empfunden werden. Es gibt Frauen, die in den Wechseljahren über keinerlei Beschwerden zu klagen haben (etwa 20%), andere Frauen (etwa 40%) bemerken zwar die typischen Symptome der Wechseljahre, doch empfinden sie diese nicht als so lästig, daß sie einen Arzt aufsuchen.« (Aus: »Sprechstunde Wechseljahre«, → Seite 79.)
Die folgenden Tees können leichtere Beschwerden, die in den Wechseljahren öfter auftreten, wie Nervosität, Schlafstörungen, Gereiztheit, Hitzewallungen, lindern oder beseitigen. Auch unterstützen Sie die ärztliche Therapie, die notwendig ist bei stärkeren Beschwerden. Bitte vorher den Arzt befragen.

Teemischung 1

Johanniskraut	10,0
Melissenblätter	10,0
Weißdornblüten	10,0
Löwenzahnwurzel mit Kraut	10,0
Schafgarbenkraut	10,0
Orangenblüten	10,0
Hagebuttenfrüchte mit Samen	10,0

Teemischung 2

Pfefferminzblätter	10,0
Melissenblätter	10,0
Hopfenzapfen	5,0
Baldrianwurzel	5,0
Weißdornblüten	5,0
Schafgarbenkraut	5,0
Mistel	5,0
Sennesblätter	5,0
Tausendgüldenkraut	5,0
Kamillenblüten	5,0

Zubereitung und Anwendung dieser Tee-
mischungen: 2 Teelöffel der jeweiligen Mischung mit ¼ Liter siedendem Wasser übergießen, 10 Minuten lang ausziehen, abseihen
und 2mal am Tag 1 Tasse Tee trinken.
Diese Tees sollten über längere Zeit getrunken werden – auch als »Haustee« während
der Wechseljahre.
Sehr häufig leiden Frauen in den Wechseljahren unter überaus starken Kopfschmerzen
und unter Schweißausbrüchen. Immer dann,
wenn der Arzt sein Einverständnis dazu gegeben hat, suchen sie nach Heiltees, die ihnen
Hilfe bringen könnten. Es sind vor allem vier
Kräuter, nach denen in meiner Apotheke sehr
häufig gefragt wird: Schafgarbe, Ehrenpreis,
Schlüsselblumen und Salbei. Die ersten drei
Heilpflanzen helfen vornehmlich gegen Kopfschmerzen, die Salbei gegen Schweißausbrüche, die sich anders äußern als die »Hitzewallungen«. Hitzewallungen treten zu jeder Ta-
ges- und Nachtzeit auf, Schweißausbrüche dagegen meistens in der Nacht. Hier können
Salbeiblätter hilfreich sein, denn schon immer
schätzte man die schweißhemmende Wirkung
dieser Heilpflanze. Wenn sie dennoch in Ver-
gessenheit geriet, so lag das an der falschen
Anwendung. Salbeitee gegen übermäßige
Schweißabsonderung hilft nur, wenn er stark
aufgebrüht wird.
Meine Empfehlung für Zubereitung und An-
wendung von Salbeitee: 1 gehäufter Eßlöffel
Salbeitee mit ¼ Liter siedendem Wasser überbrühen und gut zugedeckt 10 Minuten lang

ausziehen. 2 Tassen Tee täglich sind die richtige Dosierung.

Und gegen die Kopfschmerzen hilft, wenn
auch erst nach kurmäßiger Anwendung über
einen Zeitraum von 3 bis 4 Wochen, die folgende Teemischung, die erfahrungsgemäß
den jeweiligen Einzeldrogen weit überlegen
ist:

Teemischung

Ehrenpreiskraut	10,0
Schafgarbenblüten	10,0
Schlüsselblumenblüten	10,0
Weißdornblüten	10,0
Johanniskraut	10,0
Baldrianwurzel	5,0
Hopfenzapfen	5,0
Melissenblätter	5,0

Zubereitung und Anwendung: 2 gehäufte
Teelöffel der Mischung mit ¼ Liter siedendem Wasser übergießen, 10 Minuten lang
ausziehen, abseihen und 2 bis 3 Tassen pro
Tag trinken.

Zuckerkrankheit

Heilung des Diabetes durch Heilpflanzen?

Es gibt Heilpflanzen, deren Wirkstoffe den Blutzucker, der bei einem Zuckerkranken erhöht ist, senken können. Diese Inhaltsstoffe nennt man Glukokinine. Durch unseriöse Veröffentlichungen wird bei Diabetikern immer wieder die Hoffnung erweckt, man könne durch regelmäßige Anwendung dieser Heilpflanzen den Diabetes beherrschen oder gar heilen. Das ist leider nicht der Fall.

Diabetiker sind oft – verständlicherweise – gutgläubig und bereit, alles zu versuchen, um ihre Krankheit zu heilen; sie sind daher häufig Opfer von »Gesundmachern«, die an die Haustür kommen. Sie kaufen dann für viel Geld unwirksame Teekuren oder auch Tropfen ein, vernachlässigen in gutem Glauben an die Wirksamkeit dieser »Wundermittel« ihre Diät und stellen die Einnahme der verordneten Tabletten, ja sogar das Insulinspritzen ein. Die Folgen sind verheerend. *Diabetes kann man nicht durch Heilpflanzentees heilen!* Was ist aber dann mit den Heilpflanzen, die Glukokinine enthalten – sind sie wertlos? – Nein, wertlos sind sie nicht, bisher jedoch kann man sie zur Diabetes-Therapie nicht heranziehen. Die darin enthaltenen Glukoninine sind in zu geringer Menge vorhanden, außerdem ist der Wirkungsmechanismus noch nicht in allen Einzelheiten geklärt. Der Diabetes aber ist eine Krankheit, die keine Experimente mit ungeklärten Methoden erlaubt.

Haustee-Mischungen

Anders ist es, wenn der Diabetiker ganz allgemein ein Kräuterteefreund ist und ohnehin zum Frühstück oder zum Abendessen einen Tee trinkt. Dann kann er, mit Vorteil sogar, eine Teemischung wählen, in der Heilpflanzen mit Glukokininen enthalten sind.

Die ärztlichen Anordnungen dürfen aber in keiner Weise abgeändert, die verordnete Diät muß gewissenhaft eingehalten werden. Auch ist es notwendig, den Arzt über diesen Tee und seine Zusammensetzung zu informieren. Bessert sich dadurch die Stoffwechsellage – und das ist manchmal der Fall –, so entscheidet allein der Arzt über die Änderung der Therapie.

Zwei Teemischungen, die neben anderen Heilpflanzen solche enthalten, in denen Glukokinine nachgewiesen werden konnten, kann ich Diabetikern als Haustee empfehlen. Sie unterscheiden sich hauptsächlich durch den Geschmack.

Teemischung 1

Bohnenschalen	10,0
Brennesselblätter	10,0
Pfefferminzblätter	10,0
Hibiskusblüten (Rote Malve)	10,0
Lindenblüten	5,0

Teemischung 2

Löwenzahnwurzel mit Kraut	10,0
Melissenblätter	10,0
Hagebuttenfrüchte mit Samen	10,0
Bohnenschalen	10,0
Birkenblätter	10,0

Zubereitung und Anwendung dieser Teemischungen: 1 bis 2 Teelöffel der jeweiligen Mischung mit ¼ Liter kochendem Wasser übergießen, 10 Minuten ziehen lassen, abseihen. Von diesen Tees, die man auch abwechselnd trinken kann, sind 2 Tassen pro Tag die richtige Dosierung. – Wer süßen will, *muß* Süßstoff verwenden.

Schlecht heilende Wunden, Verletzungen, Entzündungen

Heilpflanzenaufgüsse – Anwendungsgebiete

Hier handelt es sich um die äußerliche Anwendung von Heilpflanzen zur Behandlung von Wunden, Entzündungen verschiedenster Art, Frostbeulen, Verstauchungen, Prellungen oder Schwellungen nach Knochenbrüchen – um die wichtigsten Anwendungsbereiche vorweg zu erwähnen.

Besonders von der Volksmedizin werden zahlreiche Heilpflanzen dafür angegeben, doch nur wenige erfüllen die Anforderungen, die die heutige Heilpflanzentherapie an sie stellen muß. Kamille, Arnika, Augentrost, Ringelblume, Beinwell und Eichenrinde habe ich ausgewählt, weil ich damit ausgezeichnete Erfahrungen machen konnte.

Arnika-Aufguß

Verwendet wird der Arnikatee.
Zubereitung: 2 Teelöffel getrocknete Arnikablüten mit $1/4$ Liter kochendem Wasser übergießen, 10 Minuten lang ausziehen und abseihen.

Mit diesem Tee werden *schlecht heilende Wunden* behandelt, vor allen Dingen solche, deren Abheilung nach Behandlung mit anderen Mitteln (wie Salben oder Puder) zum Stillstand gekommen ist. Man macht Umschläge mit Tee oder badet die betroffenen Stellen in dem handwarmen Arnikatee.

Mit einem Arnikatee-Umschlag behandelt man ebenso erfolgreich *Verstauchungen, Verrenkungen* oder *Schwellungen nach Knochenbrüchen.* Auffallend schnell lassen die Schmerzen nach. Selbst bei *Blutergüssen* bewirkt ein Umschlag mit Arnikatee eine schnelle Resorption (Rücksaugung) des Blutes. Es ist wichtig, daß der ausgetrocknete Verband immer wieder neu befeuchtet wird, vor allen Dingen aber, daß der feuchte Umschlagverband luftdurchlässig ist; er darf also nicht mit Plastikfolie abgedeckt werden.

Ein Versuch mit Arnikatee als Umschlag bei den so hartnäckigen Unterschenkelgeschwüren, den *offenen Beinen* (Ulcus cruris), ist anzuraten. Wer auf Arnika allergisch reagiert (Hautreizung), muß darauf verzichten.

Augentrost-Aufguß

Verwendet wird der Teeaufguß, den man wie den Arnikatee bereitet.

Augentrost, das sagt schon der Name, hilft bei *entzündeten Augen,* bei *Lidrandentzündungen, Gerstenkörnern, Ermüdungserscheinungen, Lichtempfindlichkeit und Brennen mit Tränenfluß.* Man spült mit Augentrosttee mehrmals täglich die erkrankten Augen oder benutzt eine Augenbadewanne (Apotheke). Aber nicht nur für Augen ist dieser Tee eine Wohltat. Junge Leute, die unter *Akne* leiden, wenden ihn erfolgreich für Gesichtswaschungen an. Verkrustete *Hautausschläge* weicht man schmerzlos auf mit einem Tee aus Augentrost, hier durch *Zusatz der gleichen Menge Kamillentee* (→ Seite 68).

Beinwell-Aufguß

Verwendet wird ein Tee aus der Beinwellwurzel.
Zubereitung: 20 Gramm Beinwellwurzel mit $1/4$ Liter Wasser 10 Minuten lang kochen, danach sofort abseihen. Mit diesem Auszug macht man Umschläge oder Teilbäder (Temperatur etwa 37° C).

Der wichtigste Wirkstoff dieses Tees ist Allantoin, das Wundsekrete und Eiter auflöst und verflüssigt. Dadurch wird die *Wundheilung* durch Gewebeaktivierung gefördert. Selbst da, wo die sonst üblichen Mittel wie Salben und Puder versagt haben, können mit Umschlägen aus Beinwelltee Erfolge erzielt werden. *Chronische Eiterungen* und »*offene Beine*« (Ulcus cruris) sprechen auf diese Behandlung gut an.

53

Eichenrinden-Aufguß

Verwendet wird eine Abkochung aus getrockneter Rinde unserer heimischen Eichen.
Zubereitung: 3 bis 4 gehäufte Teelöffel Eichenrinde mit ½ Liter Wasser übergießen, zum Sieden erhitzen und noch 5 Minuten lang auskochen, dann abseihen. Dieser Auszug wird lauwarm verwendet.
Nässende Ekzeme oder *Unterschenkelgeschwüre,* die von nässenden Ekzemen umgeben sind, werden durch Umschläge mit Eichenrindentee schnell gebessert. Wichtig ist, daß der Umschlag luftdurchlässig ist. (Nicht mit Plastikfolie abdecken.) Teilbäder mit Eichenrinde sind auch angezeigt bei *entzündeten äußeren Hämorrhoiden* und bei *Frostschäden* an Händen und Füßen.

Kamillen-Aufguß

Verwendet werden die Kamillenblüten, aus denen man Tee bereitet für Umschläge und Bäder, für Kompressen, zum Gurgeln und Mundspülen.
Zubereitung: 2 Teelöffel Kamillenblüten mit ¼ Liter kochendem Wasser übergießen, 1 bis 2 Minuten kochen, danach abseihen.
Wer *entzündete Mundschleimhäute, krankes Zahnfleisch* oder *entzündete Mandeln* hat, sollte mehrmals täglich mit lauwarmem Kamillentee gurgeln.
Überall, wo es *Wunden* und *Entzündungen* gibt, ist der Kamillentee als Umschlag oder Teilbad wirksam.

Ringelblumen-Aufguß

Verwendet werden die Ringelblumenblüten, aus denen man einen Tee bereitet.
Zubereitung: 1 bis 2 Teelöffel Ringelblumenblüten mit ¼ Liter kochendem Wasser übergießen, 10 Minuten ziehen lassen, abseihen; die Flüssigkeit lauwarm anwenden.

Das Anwendungsgebiet der Ringelblumenabkochung gleicht dem der Arnika. Besonders hervorgehoben werden muß aber die Anwendung bei *Furunkeln* und *Karbunkeln* in Form einer heißen Kompresse: Man drückt – so heiß man es vertragen kann – einen Wattebausch, den man mit Mull umwickelt und danach mit Ringelblumentee getränkt hat, 5- bis 20mal hintereinander auf Furunkel oder Karbunkel. Diese Behandlung muß mindestens 3mal täglich durchgeführt werden, bis sich die Furunkel oder Karbunkel öffnen und den angesammelten Eiter entleeren. Unter einem feuchten Ringelblumenverband heilen sie schnell ab. Andere *Hautunreinheiten* – Ausschläge verschiedenster Art – heilen schneller, wenn man die befallenen Stellen mit Ringelblumentee täglich mehrmals abwäscht.

Salbenpräparate aus Heilpflanzen

Von den meisten der hier empfohlenen Heilpflanzen zur äußerlichen Anwendung gibt es auch Salben, die man in der Apotheke bekommt. Sie sind sehr wirksam und zur Behandlung der hier genannten Beschwerden – außer am Auge – zu empfehlen. Dennoch halte ich Umschläge, Waschungen, Teilbäder und feuchte Verbände – zumindest als Anfangstherapie – für empfehlenswerter. Zugegeben, es ist etwas umständlich, sich einen Tee-Aufguß zu bereiten, doch es lohnt sich. Ist die Heilung erst eingeleitet, dann kann die Behandlung mit der Salbe fortgeführt werden.

Zu ihrer Orientierung einige *Salbenpräparate* der Industrie:

Kamille	– Kamillosansalbe Homburg
Arnika	– Arnikasalbe Kneipp
Ringelblume	– Calendulasalbe Weleda, DHU
Beinwell	– Symphytumsalbe Weleda

Heilpflanzentees zur Frühjahrs- und Herbstkur

»Blutreinigung« – was ist darunter zu verstehen?

Im Volksmund spricht man von Blutreinigungskur, obwohl es sich bei der Frühjahrs- und Herbstkur mit Heilkräutern wohl kaum um eine »Blutwäsche« handeln kann. Es hat deshalb viel Streit um dieses Wort gegeben. Es sei eine irreführende Bezeichnung – so hieß es –, und man müsse sich bemühen, die Menschen darüber aufzuklären, daß mit Kräuterkuren das Blut nicht gereinigt werden könne. Ich meine, jeder, der sich entschließt, eine »Blutreinigungskur« zu machen, weiß sehr genau, was er damit erreichen will – ist es da nicht ziemlich gleichgültig, wie er es nennt? Es gibt doch viele »unpassende« Begriffe, die sich nicht ausrotten lassen. »Blut ist ein besonderer Saft«, deshalb führt der Laie so manche Unpäßlichkeit auf »schlechtes Blut« zurück, ohne sich darunter etwas Konkretes vorzustellen. Fest steht, daß schlechte Blutwerte Krankheiten anzeigen; bessert sich das Leiden, dann bessern sich auch die Blutwerte. Doch genug der Diskussion um das Wort Blutreinigung; ich habe schon gesagt, daß ich damit eine Frühjahrs- und Herbstkur meine.

Die Kur

Welche Art von Kur ist das? Um diese Frage beantworten zu können, müssen wir uns zunächst die Bestandteile eines Kräutertees zur Frühjahrs- und Herbstkur ansehen. Es sind Heilkräuter, zum Beispiel Löwenzahn und Hauhechel, die die beiden großen Drüsen unseres Körpers – die Niere und die Leber – zu erhöhter Ausscheidung anregen. Es sind Heilpflanzen mit viel ätherischem Öl, die desinfizierende und leicht reizende Wirkung besitzen, beispielsweise Pfefferminze, Kamille, Kümmel, Fenchel. Es sind Bitterstoffdrogen oder die sogenannten bitteraromatischen Kräuter wie Tausendgüldenkraut, Kalmus,

Wermut, die Magen und Darm zu erhöhter Verdauungssaftproduktion anregen. Es sind auch Heilkräuter darunter, die wie Löwenzahn und Ackerschachtelhalm das Bindegewebe kräftigen.

Meistens wird auch eine leichte bis stärkere Abführwirkung erwartet, die zwar durch die Mischung der verschiedenen bisher genannten Heilkräuter schon gegeben ist, die jedoch noch durch spezielle Wirkstoffe (Faulbaumrinde, Sennesblätter) verstärkt werden kann. Vitamindrogen (Hagebutte) und solche mit reichlich erfrischenden Fruchtsäuren (Hibiskusblüten) fehlen natürlich auch nicht. Da alle Heilkräuter über Mineralstoffe und Spurenelemente verfügen, sind auch diese Stoffe ausreichend vertreten. Selbst etwas fürs Auge (einige »Fülldrogen«, die leuchtend gelb, blau oder rot sind wie Ringelblumenblüten, Kornblumenblüten, Sandelholz) sollte nicht fehlen, und dafür, daß der Tee gut schmeckt, muß auch gesorgt sein.

Was wird nun mit Kräuterkuren im Frühjahr und Herbst erreicht? Zweifellos eine Auffrischung, eine Anregung und Tonisierung (Stärkung) aller Körperorgane. Mit anderen Worten: Es wird die Widerstandskraft des Körpers erhöht, die Durchblutung gefördert, was zu besserem Aussehen (Haut, Haare) führt, und es wird die Leistungsfähigkeit gesteigert. Das alles zusammengenommen bewirkt, daß wir uns wohler fühlen – und darauf kommt es an.

Nicht zuletzt aber führt eine solche Kur auch zum Abbau von Übergewicht, wenn man mit ihr eine Einschränkung der Kost verbindet, die Verweildauer der Speisen im Körper wird abgekürzt und es wird leicht entwässert.

Es ist schon gut, zweimal im Jahr eine derartige »Blutreinigungskur« zu machen. Sie muß allerdings 4 bis 6 Wochen dauern, wenn sie erfolgreich sein soll.

Ich habe Ihnen einige Teemischungen, die sich für eine Kur besonders gut eignen, zusammengestellt.

Heilpflanzentees zur Frühjahrs- und Herbstkur

Fünf Teemischungen

Besonders zu empfehlen für Rheumatiker, Gichtpatienten und jene Menschen, die unter Nieren- und Gallensteinen leiden:

Teemischung

Löwenzahnwurzel mit Kraut	20,0
Brennesselblätter	10,0
Ackerschachtelhalm	10,0
Birkenblätter	5,0
Hagebuttenfrüchte mit Samen	5,0

Zubereitung und Anwendung: 2 gehäufte Teelöffel der Mischung mit ¼ Liter kochendem Wasser übergießen, 15 Minuten ziehen lassen, abseihen. 3 Tassen Tee am Tag, über 6 Wochen, sind die richtige Dosierung.

Bei Stuhlträgheit und Appetitlosigkeit:

Teemischung

Faulbaumrinde	10,0
Fenchelfrüchte, zerstoßen	10,0
Goldrutenkraut	10,0
Hibiskusblüten	10,0
Kamillenblüten	10,0
Pfefferminzblätter	10,0
Stiefmütterchenkraut	10,0
Tausendgüldenkraut	10,0
Brennesselblätter	5,0
Sennesblätter	5,0
Ringelblumenblüten	5,0
Sandelholz (rot)	5,0

Besonders zu empfehlen als Schlankheitstee:

Teemischung

Birkenblätter	10,0
Ackerschachtelhalm	10,0
Brennesselblätter	5,0
Faulbaumrinde	5,0
Hagebuttenfrüchte mit Samen	5,0
Hauhechelwurzel	5,0
Löwenzahnwurzel mit Kraut	5,0

Besonders geeignet zur Entwässerung:

Teemischung 1

Birkenblätter	10,0
Brennesselblätter	10,0
Hagebuttenfrüchte mit Samen	10,0
Goldrutenkraut	10,0
Löwenzahnwurzel mit Kraut	10,0

Teemischung 2

Holunderblüten	10,0
Pfefferminzblätter	10,0
Ackerschachtelhalm	10,0
Bohnenschalen	10,0
Brennesselblätter	10,0
Katzenpfötchen	5,0
Sandelholz (rot)	5,0

Wohlschmeckender Frühstücks-Kräutertee:

Teemischung

Birkenblätter	10,0
Fenchelfrüchte, zerstoßen	10,0
Hagebuttenfrüchte mit Samen	10,0
Hibiskusblüten (Rote Malve)	10,0
Kamillenblüten	10,0
Lindenblüten	10,0
Löwenzahnwurzel mit Kraut	10,0
Melissenblätter	10,0
Pfefferminzblätter	10,0
Stiefmütterchenkraut	10,0

Zubereitung und Anwendung dieser Teemischungen: 2 gehäufte Teelöffel der jeweiligen Mischung mit ¼ Liter kochendem Wasser übergießen, 10 Minuten ziehen lassen, abseihen. 3 Tassen Tee täglich 4 Wochen lang trinken.

Kräutertees – selbst gemischt

Vornehmlich zur Linderung von Beschwerden oder zur Heilung von Krankheiten trinkt man Heilpflanzentee. Doch es gibt auch »nur« wohlschmeckende Tees aus heimischen Pflanzen, die sich als gesundes Getränk zum Frühstück oder Abendessen hervorragend eignen. Man muß sie sich jedoch selbst zusammenstellen, weil sie in der von mir vorgeschlagenen Art im Handel nicht zu haben sind. Ich kann mir vorstellen, daß sich viele Teefreunde sehr gern ihren eigenen Gesundheitstee herstellen. Zunächst benötigt man einen Grundtee. Er besteht aus Himbeerblättern und Brombeerblättern, die man im Frühjahr, wenn sie noch zart und frisch sind, an Waldrändern, abseits von viel befahrenen Straßen, mitten im Wald oder an Feldwegen und Böschungen findet.

Beide Sträucher sind auch dem »Heilpflanzen-Laien« hinreichend bekannt; wer kennt sie nicht, die wilde Brombeere, die oft ein schier undurchdringbares Gestrüpp bildet, dessen gebogenen Stacheln schon so manches Paar Strümpfe zum Opfer gefallen ist, und die wilde Himbeere unserer Wälder mit ihren aromatischen Früchten?

Der Grundtee

Von diesen beiden Pflanzen also sammeln Sie auf Spaziergängen oder Wanderungen junge, frische und vor allen Dingen saubere Blätter, von den Brombeerblättern bitte die doppelte Menge. Zu Hause bereiten Sie daraus sofort den Tee.

Und so wird's gemacht: Mischen Sie die frischen Himbeerblätter mit der doppelten Menge ebenfalls frischer Brombeerblätter. Lassen Sie diese Mischung etwa 3 bis 5 Stunden zum Anwelken stehen. Zerdrücken Sie dann die angewelkten Blätter mit einem Rollholz (Nudelholz, Nudelwalker) und besprengen Sie diesen Ansatz mit ein wenig Wasser. Danach knoten Sie das Gemisch in ein Leinentuch, das Sie an einem warmen Ort aufhängen. Jetzt setzt der Fermentierungsprozeß ein und nach etwa 2 bis 3 Tagen bemerken Sie einen angenehmen Duft, der entfernt an Rosen erinnert. Knoten Sie nun das Tuch wieder auf, breiten den Inhalt aus und sorgen für schnelle Trocknung. Das kann an der Luft geschehen, darf aber auch im Backofen bei 35 bis 40° C und geöffneter Tür durchgeführt werden.

Den fertigen Tee geben Sie in gut schließende Gefäße aus getöntem Glas oder Plastik. Auch Weißblechdosen eignen sich zur Aufbewahrung.

Diesen Grundtee, er schmeckt ähnlich wie Schwarztee, können Sie ohne weitere Zusätze verwenden. Er ist reich an Mineralstoffen, Spurenelementen und Vitaminen, natürlich frei von Koffein und gesund. Man kann ihn zum Frühstück, zum Abendessen oder zwischendurch trinken. Man kann Zitrone, Milch, Honig, Zucker oder Süßstoff hinzufügen; ganz so, wie man es liebt.

Variationsmöglichkeiten

Reizvoller ist es jedoch, diesen Tee noch weiter »auszubauen«. Auch das ist ganz einfach: Wollen Sie ihn mit Vitamin C anreichern, dann geben Sie Hagebuttenfrüchte hinzu. Wünschen Sie einen fruchtigen, säuerlichen Geschmack, dann versetzen Sie ihn mit Roter Malve (Hibiskus). Möchten Sie Ihre Verdauung ein wenig anregen, dann sind Sennesschoten oder Faulbaumrinde die richtigen Zusätze.

Wollen Sie diesen Tee als Vorbeugungsmittel gegen Erkältungskrankheiten verwenden, dann ist das Zusetzen von Lindenblüten oder Holunderblüten angezeigt. Und wollen Sie Ihre Niere aktivieren, wünschen Sie also einen wassertreibenden Tee, dann setzen Sie Birkenblätter, Schachtelhalm oder Bohnenschalen zu. Möchten Sie Ihrer Leber etwas

Kräutertees — selbst gemischt

Gutes tun, dann ist ein Zusatz von Löwenzahn oder von Mariendistelfrüchten das richtige.

Sie sehen: Zusätze gibt es unzählige, so Melisse oder Orangenblüten zur Entspannung, Baldrian oder Hopfen zur Beruhigung, Kamille oder Pfefferminze für den Magen, Tausendgüldenkraut gegen Appetitlosigkeit. Wenn Sie weitere Möglichkeiten suchen, kann Ihnen die Tabelle »Heilpflanzen-Hausapotheke« (→Seite 68) Anregungen geben. Mit welcher Zusatzdroge Sie den Grundtee auch gemischt haben, die Zubereitung der Teemischungen ist einheitlich.

Zubereitung der Teemischungen: Grundtee und Zusatzdroge im Verhältnis 1:2 miteinander mischen. 1 bis 2 Teelöffel der jeweiligen Mischung mit ¼ Liter kochendem Wasser überbrühen und 10 Minuten lang ausziehen. Nach dem Abseihen ist der Tee fertig.

Es erübrigt sich wohl zu erwähnen, daß Sie den Grundtee natürlich auch mit mehr als nur einer Zusatzdroge versetzen können. Das ist besonders dann zu empfehlen, wenn die Zielsetzung einfach die ist, einen Tee zu finden, der Ihnen gut schmeckt, den Sie täglich trinken möchten, zum Frühstück oder zum Abendessen. Sie sollten ruhig mehrere Tees ausprobieren; einer wird dann mit der Zeit bestimmt zum Lieblingstee der ganzen Familie.

Selbst mit wenigen schmackhaften Heilpflanzen lassen sich unzählige wohlschmeckende Tees mischen. Probieren Sie es selbst aus; ich mache Ihnen einige Mischungsvorschläge, die Sie dazu anregen sollen.

Teemischung 1

Grundtee	30,0
Hagebuttenfrüchte mit Samen	10,0
Pfefferminzblätter	10,0

Teemischung 2

Grundtee	20,0
Hibiskusblüten (Rote Malve)	10,0
Melissenblätter	10,0
Kamillenblüten	10,0

Teemischung 3

Grundtee	20,0
Hagebuttenfrüchte mit Samen	5,0
Hibiskusblüten (Rote Malve)	5,0
Lindenblüten	5,0
Melissenblätter	5,0
Pfefferminzblätter	5,0
Birkenblätter	5,0

Teemischung 4

Grundtee	20,0
Fenchelfrüchte	10,0
Hagebuttenfrüchte ohne Samen	10,0
Kamillenblüten	5,0
Pfefferminzblätter	5,0

Teemischung 5

Grundtee	30,0
Hagebuttenfrüchte ohne Samen	10,0
Hibiskusblüten (Rote Malve)	10,0

Zubereitung aller Teemischungen: 1 bis 2 Teelöffel der jeweiligen Mischung mit ¼ Liter kochendem Wasser überbrühen, 10 Minuten ausziehen, abseihen.

Heilpflanzen bei Kinderkrankheiten

Tee-Rezepte speziell für Kinder

»...Kinder dem Alter entsprechend weniger« – so stand es früher auf mancher Tablettenpackung. Heute jedoch sieht man Kinder medizinisch nicht als »kleine Erwachsene« an; man weiß, daß ihre Krankheiten, Beschwerden oder Unpäßlichkeiten nicht mit der halben oder viertel Dosis eines Erwachsenen-Medikamentes zu behandeln sind. Denn der kindliche Organismus reagiert anders auf Medikamente als der Organismus der Erwachsenen, und die von der Art her gleichen Beschwerden haben meistens andere Ursachen. Das gilt nicht nur für Medikamente in Form von Tropfen, Tabletten, Zäpfchen, Kapseln, Einspritzungen, sondern auch für die Behandlung mit Heilpflanzentees. Deshalb füge ich meinem Rezeptbuch ein Kapitel mit Teerezepten für Kinder an; vom Säuglings- bis zum Teenageralter behandle ich chronologisch die wichtigsten Krankheiten, Beschwerden und Unpäßlichkeiten, die mit Kräutertees zu heilen oder zu lindern sind.

Erfahrungen mit eigenen Kindern, jahrzehntelanger Erfahrungsaustausch mit Müttern, Hebammen, Jugendlichen und den Kinderärzten, die die Heilpflanzentherapie in ihrer Praxis pflegen, sowie die wissenschaftliche Untermauerung überlieferter Erfahrung bieten die Gewähr für die Wirksamkeit der empfohlenen Teerezepte.

Daß auf die Geschmacksempfindlichkeit der kleinen Patienten Rücksicht genommen wird, ist eine Notwendigkeit, für mich aber auch eine Selbstverständlichkeit.

Allen Müttern, die sich meinen Empfehlungen anvertrauen, möchte ich aber zuvor sagen, daß die Behandlung ihrer Kinder niemals zur Kurpfuscherei werden darf: Tritt nach der Anwendung der Tees nicht bald eine Besserung ein, oder kommen die Beschwerden nach dem Absetzen der Teebehandlung wieder, so ist unbedingt der Arzt zu befragen. Kinder mit hohem Fieber oder unklaren Beschwerden im Bauch (Blinddarm?) sind ebenfalls unverzüglich dem Arzt vorzustellen. Dann gelten alleine seine Anweisungen, doch lohnt es sich, mit dem Arzt darüber zu sprechen, wie man mit Kräutertees seine Behandlung sinnvoll unterstützen kann.

Der Säugling
Beschwerden und ihre Behandlung

Kaum ist der Nachwuchs auf der Welt, beginnen für manche Mütter schon die ersten Sorgen. Die Muttermilch wird fast immer gut vertragen, jede Mutter sollte ihr Kind in den ersten Monaten stillen. Muß aber gleich nach der Geburt auf künstliche Milchnahrung umgestellt oder kann nicht lange genug gestillt werden, dann treten oft **Ernährungsstörungen** auf, die sich durch **Blähungen** äußern; unmittelbar oder eine halbe Stunde nach der Flaschenmahlzeit. Der Säugling wird unruhig, krümmt sich und schreit, weil ihm Magen- und Darmkrämpfe Schmerzen bereiten. Erst wenn »Winde« (Darmgase) abgehen, kommt er zur Ruhe. Das dauert oft sehr lange. Es ist auch für den Arzt schwierig, die Ursache dieser Störung zu finden. Der meistens angeratene Nahrungswechsel bringt selten Hilfe. Leicht ist es hingegen, die Beschwerden zu beheben. Dazu bieten sich drei Heilpflanzen an: Kümmel, Fenchel und Anis. Dies sind die wirksamsten pflanzlichen Carminativa (Mittel gegen Blähsucht), über die wir verfügen. Obwohl von diesen Heilpflanzen der Kümmel am wirksamsten ist, schlage ich für Säuglinge zunächst einen Versuch mit Fenchel vor.

Zubereitung und Anwendung von Fenchel-Tee: 1 Teelöffel zerdrückte Fenchelfrüchte mit 200 Gramm siedendem Wasser übergießen, 10 Minuten lang in zugedecktem Gefäß ziehen lassen und abseihen. Mit diesem Tee schüttelt man die Flaschennahrung an; so, wie man es sonst mit der vorgeschriebenen Wassermenge tut.

Wenn die Blähungen auch noch mit **Stuhlverstopfung** verbunden sind, der Stuhlgang bröckelig und hart ist, dann kann man zusätzlich noch einen Teelöffel eines guten Fenchelhonigs (aus Apotheke oder Reformhaus) in die Flaschennahrung geben. Das sollte aber täglich nur ein- bis zweimal geschehen und nach Besserung wieder unterbleiben, um dem Säugling (durch den Honig) nicht unnötig viel Kohlenhydrate zu verabreichen.

Verfolgt man die Entwicklung eines Säuglings weiter, so sind die häufigsten Beschwerden **Durchfälle, besonders zur Zeit des Zahnens.** Wenn auch immer wieder festgestellt wird, daß das Zahnen selbst keine Durchfälle hervorrufen kann, so lehrt die Erfahrung, daß beides sehr häufig zusammentrifft; vielleicht, weil in dieser Zeit die Abwehrkräfte des Kindes vermindert sind, vielleicht auch, weil durch das Reiben am Zahnfleisch mit den Händen oder mit nicht ganz sauberen Gegenständen (Spielsachen), Gärungserreger in Magen und Darm gelangen. Hier kann man mit einem Tee aus getrockneten Heidelbeeren (→Seite 68) schnelle Hilfe bringen.

Zubereitung und Anwendung von Heidelbeeren-Tee: 1 gehäufter Eßlöffel getrocknete Heidelbeeren mit $1/4$ Liter Wasser übergießen und etwa 10 Minuten lang kochen, nach dem Erkalten absehen. Der Tee wird in einer sauberen, verschließbaren Flasche aufgehoben. 3- bis 5mal täglich gibt man 1 bis 2 Teelöffel von dieser Abkochung.

Die übelriechenden Stühle verschwinden schnell. Ist der Stuhlgang wieder normal, so sollte man noch 2 bis 3 Tage lang 1mal täglich jeweils 2 Eßlöffel von folgendem Tee geben:

Teemischung

getrocknete Heidelbeeren	10,0
Kamillenblüten	20,0

Zubereitung: 1 Teelöffel dieser Mischung mit $1/4$ Liter siedendem Wasser übergießen, 10 Minuten lang ausziehen, absehen und lauwarm verwenden.

Zahnende Kinder leiden nicht nur häufig unter übelriechenden Durchfällen, sondern gleichzeitig auch unter quälender **Unruhe.** Sie wollen immer herumgetragen werden und schreien sofort, wenn man sie zum Schlafen niederlegt. Das verdirbt den Eltern nicht nur die Nachtruhe, sondern zerrt auch tagsüber an ihren Nerven.

Hier bewährt sich die Kamille in homöopathischer Zubereitung. *Chamomilla D_4* ist der offizielle Name dieser Verdünnung, die man in der Apotheke bekommt. Gibt man davon den kleinen Patienten stündlich jeweils 1 bis 2 Tropfen direkt in den Mund, so werden sie sehr bald ihre Unruhe verlieren und gut schlafen.

Säuglinge und Kleinkinder sollten bei jedem Wetter an die frische Luft. Das geschieht auch meist, denn junge Mütter haben in der Regel Freude daran, ihr Kind auszufahren. Im Kinderwagen gut geschützt, vertragen die meisten Kinder diese Spazierfahrten ohne Schäden. Manche Kinder jedoch sind sehr empfindlich; sie reagieren auf den geringsten Luftzug mit **tränenden und entzündeten Augen.** Folgende Teemischung sowohl für *Augenspülungen* als auch *innerlich verwendet,* bringt schnelle und anhaltende Hilfe:

Teemischung

Augentrostkraut	10,0
Fenchelfrüchte	5,0

Zubereitung und Anwendung: 1 Teelöffel der Mischung mit $1/4$ Liter siedendem Wasser übergießen, 10 Minuten ausziehen, nach dem Abseihen und Filtrieren lauwarm zu Augenspülungen verwenden. Innerlich gibt man davon 2mal täglich 1 Eßlöffel, Kinder ab 2 Jahren sollen jeweils die doppelte Menge erhalten: 2mal täglich 2 Eßlöffel.

Säuglingsschnupfen läßt sich mit einer milden Salbe aus Majoran schonend behandeln. Massiert man die Nase außen leicht mit dieser Salbe ein und gibt vorsichtig auch ein wenig ins Naseninnere, dann schwellen die Nasenschleimhäute ab, der Säugling kann wieder durch die Nase atmen und schläft ruhig und beschwerdefrei. Wenn man diese Salbe nicht mehr in der Apotheke bekommt (früher wurde sie sehr viel gebraucht), kann man sie sich selber zubereiten.

Zubereitung von Majoran-Salbe: 1 Teelöffel gepulverten Majoran mit 1 Teelöffel Weingeist übergießen und das Gemisch einige Stunden stehen lassen. Danach gibt man 1 Teelöffel frische ungesalzene Butter dazu und erwärmt das Ganze im Wasserbad etwa 10 Minuten. Zuletzt seiht man durch ein Taschentuch oder ein Mulläppchen und läßt abkühlen.

Anmerkung: Es lohnt sich, diese Salbe auch bei **Blähungen** der Säuglinge auszuprobieren. Reiben Sie die Nabelgegend leicht mit Majoransalbe ein.

Gegen den Schnupfen bei Säuglingen ist auch ein homöopathisches Mittel aus der Küchenzwiebel erfolgreich. Allium cepa heißt die homöopathische Zubereitung, von der man die 4. Dezimalpotenz – also *Allium cepa D$_4$* – verwendet. Tropfen Sie den kleinen Patienten stündlich 1 Tropfen davon auf die Zunge.

Das Kindergarten- und Schulkind
Beschwerden und ihre Behandlung

Sind die Kinder dem Säuglingsalter entwachsen, gehen sie in den Kindergarten, die Vorschule oder besuchen sie die Grundschule, kommen sie also mit vielen anderen Kindern zusammen, dann wächst die Gefahr der Ansteckung. Nicht alle Mütter behalten ihre Kinder zu Hause, wenn sie einen Schnupfen oder einen Husten haben. Nun gibt es »robuste« Kinder, die über genügend entwickelte Abwehrkräfte verfügen, und andere, die sich überaus leicht infizieren. Bei den geringsten

Anlässen bekommen sie **Schnupfen** oder **Husten,** haben oft **geschwollene Halsdrüsen** und werden von ihren Eltern als »besonders anfällig« bezeichnet. Meist sind sie **lichtscheu** und haben bei dem geringsten Luftzug oder beim Wechsel vom Haus ins Freie, also von der Wärme in die Kälte, **tränende Augen.** Diesen Kindern können Sie mit Augentrosttee helfen.

Zubereitung und Anwendung von Augentrost-Tee: 2 Teelöffel Augentrostkraut mit $^1/_4$ Liter siedendem Wasser übergießen, 10 Minuten lang ausziehen und abseihen. Diesen Tee süßt man mit Honig, gibt ihn in eine Thermosflasche und sorgt dafür, daß das Kind jeweils $^1/_4$ Liter Tee über den Tag verteilt trinkt. Nach einigen Wochen bemerkt man, daß die Abwehrkräfte sich entwickeln, das Kind weniger anfällig ist, mehr Appetit bekommt und aktiver wird.

Die gefährlichen **Kinderkrankheiten,** zum Beispiel Masern, Windpocken, Mumps, müssen natürlich ebenso vom Arzt behandelt werden wie alle fiebrigen Erkältungen. Zur **Unterstützung der ärztlichen Maßnahmen** jedoch eignet sich die folgende Teemischung besonders gut, weil sie die Genesung fördert und gerade von fieberkranken Kindern gern getrunken wird. Auch der Arzt wird diese Hilfe begrüßen.

Teemischung

Hagebuttenfrüchte mit Samen	30,0
Lindenblüten	10,0
Melissenblätter	10,0
Kamillenblüten	10,0

Zubereitung und Anwendung: 2 Teelöffel der Mischung mit $^1/_4$ Liter siedendem Wasser überbrühen, 15 Minuten lang ausziehen, abseihen und mit Honig süßen. Diesen Tee kann man den Kindern mehrmals täglich – nur lauwarm und schluckweise – auch gegen den Durst geben.

Heilpflanzen bei Kinderkrankheiten

Ein Leiden bei Kindern, das in letzter Zeit immer häufiger auftritt und teilweise allergische Ursachen hat, ist das **Asthma.** Wenn Eltern bei ihrem Kind Atemnot oder ziehende Geräusche beim Einatmen bemerken, müssen sie mit ihm natürlich sofort zum Arzt, der dann die Behandlung bestimmt. Eine Teemischung, die sich zur **Unterstützung der ärztlichen Therapie** immer wieder bewährt, möchte ich hier vorstellen. Es hat sich gezeigt, daß unter der Anwendung dieses Tees die Asthmaanfälle nicht nur seltener werden, sondern auch weniger heftig verlaufen.

Teemischung

Holunderblüten	20,0
Huflattichblätter	15,0
Fenchelfrüchte	5,0

Zubereitung und Anwendung: 1 gehäufter Teelöffel der Mischung mit $1/4$ Liter Wasser heiß übergießen, 10 Minuten lang ausziehen, abseihen und mit 1 Teelöffel Honig süßen. Von diesem Tee soll das asthmatische Kind morgens und abends jeweils 1 Tasse trinken.

Bewährt hat sich hier auch die homöopathische Zubereitung aus dem schwarzen Holunder (Sambucus nigra). Verwendet wird die 3. Dezimalpotenz, also *Sambucus nigra D₃,* von der man 20 Tropfen in ein halbes Glas Wasser gibt; davon läßt man den Patienten während des Asthmaanfalls alle 10 bis 15 Minuten einen kleinen Schluck trinken. Das bringt auf jeden Fall spürbare Erleichterung.

Halsweh und **Schluckbeschwerden** kann man durch *Gurgeln* mit Heilpflanzentees, die desinfizierende ätherische Öle oder Gerbstoffe enthalten, schnell und nachhaltig beseitigen. Schwierig ist das allerdings bei Kindern unter 3 bis 4 Jahren. Sie können oder wollen nicht gurgeln. Hier gibt es einen Ausweg: Kommt das Kind durchgefroren oder gar durchnäßt nach Hause, fröstelt es und sucht die Wärme im Zimmer, sind die Wangen warm und gerötet, ist die Körpertemperatur schon leicht er-

höht, klagt es (oft erst nach Befragen) über einen trockenen Hals, Kratzen oder Brennen im Rachen, dann sollte man ihm unverzüglich ein heißes *Fußbad* »verordnen«. Die Füße und die Rachen- und Nasenschleimhäute stehen in enger Beziehung zueinander. Erwärmt man nun die Füße nachhaltig, so wird dadurch die Durchblutung des ganzen Körpers, vornehmlich aber die des Nasen- und Rachenraums, wesentlich verbessert. Das Fußbad soll so heiß angesetzt werden, wie es vertragen wird, und etwa 5 Minuten lang durchgeführt werden – gleichzeitig gibt man dem Kind einen Lindenblütentee zu trinken. So kann man den Ausbruch einer Erkältungskrankheit in fast allen Fällen verhindern. Das Kind fühlt sich danach wohlig erwärmt und die Temperatur normalisiert sich spätestens bis zum nächsten Morgen wieder.

Der Lindenblütentee-Aufguß darf nicht zu stark sein und die Trinktemperatur nicht zu hoch (nur lauwarm). Auch darf der Tee nicht auf einmal getrunken werden, sondern nur schluckweise, um Schweißausbrüche zu vermeiden.

Zubereitung und Anwendung von Lindenblüten-Tee: 1 Teelöffel Lindenblüten mit $1/4$ Liter siedendem Wasser übergießen, 5 Minuten lang ausziehen, abseihen, mit 1 Teelöffel Honig süßen, abkühlen lassen, lauwarm und schluckweise trinken.

Man kann auf diese Weise auch einen *Tee aus gleichen Teilen Lindenblüten und Kamillenblüten* bereiten. Das Kind sollte den Tee vor dem Hinunterschlucken möglichst lange im Mund behalten, dort hin und her bewegen, um dadurch einen Ersatz für das Gurgeln zu schaffen. Ältere Kinder sollten aber – wenn irgend möglich – bei Halsentzündung gurgeln. Das kann mit einem Tee aus Salbeiblättern, Kamillenblüten oder getrockneten Heidelbeeren geschehen. Diese Tees abwechselnd (Salbei-Kamille-Heidelbeeren-Salbei-Kamille-...) zu verwenden, ist besonders erfolgreich.

Heilpflanzen bei Kinderkrankheiten

Husten ist bei Kindern sehr häufig, doch nur selten ist er gleich mit Fieber verbunden. Wird seine Ursache nicht durch den Arzt geklärt, und wird er nicht behandelt, dann dauert er oft sehr lang. Die entzündeten und ewig verschleimten Bronchien können sogar dauergeschädigt werden. Doch bei einem banalen Erkältungshusten muß man nicht sofort derartige Auswirkungen befürchten. Zwei Teemischungen, rechtzeitig angewandt, beseitigen das Übel meistens in wenigen Tagen. Die erste Mischung empfehle ich bei dem **trockenen Husten** (bellend und hart, ohne Schleimabsonderung), der im Volksmund »Schafhusten« genannt wird, und die zweite bewährt sich bei **anfallartig auftretendem Husten,** den der Volksmund »**Stickhusten**« nennt. Auch bei **Keuchhusten** bewährt sich diese Teemischung.

Gegen trockenen Husten, der meist zu Beginn einer Erkältungskrankheit auftritt:

Teemischung

Huflattichblätter	20,0
Wollblumen (Königskerzenblüten)	5,0
Fenchelfrüchte	5,0
Anisfrüchte	5,0

Gegen krampfartigen Husten, auch gegen Keuchhusten:

Teemischung

Schlüsselblumenwurzel	10,0
Spitzwegerichblätter	10,0
Thymiankraut	10,0
Bibernellwurzel	5,0
Huflattichblätter	5,0
Fenchelfrüchte	5,0

Zubereitung und Anwendung dieser Teemischungen: 2 Teelöffel der jeweiligen Mischung mit 1/4 Liter Wasser übergießen, zum Sieden erhitzen, danach noch 5 Minuten lang ausziehen, abseihen. Täglich 2- bis 3mal

1 Tasse Tee, gesüßt mit Honig oder braunem Kandiszucker, trinken.

Auch hier möchte ich wieder zwei pflanzliche Homöopathika empfehlen, die bei beginnenden Erkältungen und Husten, vor allem bei Keuchhusten, sehr hilfreich sind. *Aconitum D_4* (aus dem Eisenhut gewonnen) hilft bei beginnenden fieberhaften Erkältungskrankheiten, die durch Zugluft und kalten Wind ausgelöst wurden, wenn man 5- bis 8mal täglich 2 bis 3 Tropfen davon gibt. *Drosera D_4* (aus dem Sonnentau gewonnen) hilft bei trockenem, bellendem Husten (auch Keuchhusten), wenn man stündlich 2 Tropfen davon verabreicht.

Doch viel wichtiger als **Erkältungskrankheiten** zu lindern und auszuheilen ist es, ihnen wirksam **vorzubeugen.** Dafür empfehle ich eine wohlschmeckende Teemischung, die Kinder jeden Alters in der kalten und nassen Jahreszeit (Spätherbst und Vorfrühling) zum Frühstück und vor dem Schlafengehen trinken sollten:

Teemischung

Lindenblüten	10,0
Holunderblüten	10,0
Hagebuttenfrüchte mit Samen	30,0

Zubereitung und Anwendung: 1 gehäufter Teelöffel dieser Mischung mit 1/4 Liter siedendem Wasser übergießen, 10 Minuten ziehen lassen, abseihen und mit Honig süßen.

Ein anderes Problem für viele Eltern ist die **Appetitlosigkeit** ihrer Kinder. Hier muß man bei der Beurteilung jedoch zunächst klären, ob die Eßunlust durch ein Zuviel an Süßigkeiten, durch unkontrollierte Zwischenmahlzeiten oder durch übermäßig viel Zuckerlimonade ausgelöst wurde, oder ob die Ursache der Appetitlosigkeit eine – sehr häufig bestehende – verminderte Saftproduktion in Magen und Darm ist.

In solchen Fällen bietet sich eine Heilpflanze an, die zu den reinen Bitterstoffdrogen zählt und schon über die Mundschleimhaut und später über die Schleimhäute im Magen und Darm die Verdauungssaftproduktion anregt. Ich meine das *Tausendgüldenkraut*. Etwa eine halbe Stunde vor den Hauptmahlzeiten 1 kleine Tasse dieses bitteren Tees ungesüßt getrunken, oder 2 bis 3 Eßlöffel voll davon eingenommen, wirken Wunder. Anfangs sträuben sich die Kinder gegen den bitteren Tee, doch dann gewöhnen sie sich daran.

Zubereitung von Tausendgüldenkraut-Tee: Dieser Tee wirkt besser, wenn er kalt bereitet wird. Man übergießt 1 gehäuften Teelöffel zerschnittenes Kraut mit ¼ Liter kaltem Wasser, zieht unter gelegentlichem Umrühren 6 bis 10 Stunden lang aus, seiht ab und erwärmt auf Trinktemperatur.

Es gibt, vor allem für kleine Kinder, eine andere Möglichkeit, die Appetitlosigkeit günstig zu beeinflussen, nämlich mit Hilfe von Preiselbeeren. Sie kennen alle diese vorzügliche Beilage für Wildgerichte, das *Preiselbeermus,* und genau das ist hier gemeint. Kinder, die schlecht essen, sind begeistert, wenn man ihnen 3- bis 4mal am Tag 1 oder 2 Teelöffel Preiselbeermus als wohlschmeckende Arznei anbietet. Bald danach stellt sich ein gesunder Appetit ein. Wenn diese Kinder wieder gern essen, verlieren sie das Interesse an Preiselbeermus, weil sie dann von ihrer Verdauungsschwäche geheilt sind.

Wenn Kinder **»Bauchweh«** haben, so sind nur selten ernste Erkrankungen des Magens, des Darms, der Galle oder Leber anzunehmen. Es handelt sich meist um akute Magenreizungen durch übermäßige Nahrungsaufnahme, zu kalte Getränke oder Erkältungen. Ein warmer *Kamillentee* (→Seite 68), bei älteren Kindern *gemischt mit Pfefferminzblättern* (→Seite 68) *zu gleichen Teilen,* bringt in wenigen Stunden Besserung. Brechreiz, Übelkeit und krampfartige Beschwerden verschwinden besonders schnell, wenn dieser Tee

sehr warm und schluckweise getrunken wird. Wenn mehrmalige Teegaben nicht zum Erfolg führen oder die Beschwerden danach sofort wiederkehren (Blinddarm? → auch Seite 41), muß man – spätestens am nächsten Tag – den Arzt konsultieren.

Gegen **Schmerzen beim Wasserlassen** – wenn sie auftreten, nachdem eine Unterkühlung angenommen werden kann, beispielsweise durch langes Herumsitzen auf kaltem und nassem Erdboden beim Spielen, zu langes Baden und Herumlaufen mit nasser Badehose – bewährt sich der folgende Tee:

Teemischung

Bärentraubenblätter	20,0
Orthosiphon (Indischer	
Blasen- und Nierentee)	10,0
Birkenblätter	10,0

Zubereitung und Anwendung: 2 gehäufte Teelöffel dieser Mischung mit ¼ Liter lauwarmem Wasser übergießen. Unter häufigem Umrühren etwa 3 bis 5 Stunden lang ausziehen, abseihen und mit einer großen Messerspitze Natron versetzen. Gut warm trinken. 3 Tassen Tee am Tag sind ausreichend.

Dadurch werden Niere, Blase und die ableitenden Harnwege desinfiziert und »durchgespült«. Wichtig ist es, daß dieser Tee sogleich bei den ersten Anzeichen der Blasenbeschwerden getrunken wird. Schon nach einem Tage muß Besserung eintreten. Ist das nicht der Fall, dann müssen Sie mit Ihrem Kind sofort zum Arzt.

Schulkinder und Jugendliche haben oft **Probleme mit den überhöhten Anforderungen in Schule oder Beruf.** Sie »verkraften« nicht, was man von ihnen erwartet, werden nervös, reizbar oder völlig inaktiv. Sie können nicht mehr schlafen und beklagen sich über Übelkeit und Unbehagen im Bereich der Verdauungsorgane. Auch hier kann mit bewährten Heilpflanzentees geholfen werden. Die Melis-

se, der Hopfen, die Orangenblüten und das Johanniskraut bieten sich als ausgleichende und beruhigende Heilkräuter an. Ich übergehe an dieser Stelle absichtlich den Baldrian, denn erfahrungsgemäß wird er von Kindern – zumindest in Teeform – abgelehnt.
Dieser Tee bringt bei längerer Anwendung sichere Hilfe:

Teemischung

Melissenblätter	20,0
Hopfenzapfen	10,0
Orangenblüten	10,0
Johanniskraut	10,0
Hagebuttenfrüchte mit	
Samen	10,0

Zubereitung und Anwendung: 2 Teelöffel der Mischung mit 1/4 Liter siedendem Wasser übergießen, 10 bis 15 Minuten lang ausziehen, abseihen und 2mal täglich (morgens und abends) 1 Tasse Tee über einen Zeitraum von 4 bis 6 Wochen trinken.

Wenn es sich bei älteren Schulkindern hauptsächlich um nervöse Magenbeschwerden handelt mit Appetitlosigkeit, Völlegefühl und saurem Aufstoßen schon bald nach dem Essen, empfehle ich folgenden Tee:

Teemischung

Melissenblätter	10,0
Pfefferminzblätter	10,0
Kamillenblüten	10,0
Huflattichblätter	10,0

Zubereitung und Anwendung: Wie oben, doch genügt es, wenn man nur 5 bis 10 Minuten lang auszieht.

Bei den geschilderten Beschwerden, die durch Überforderung und Streß hervorgerufen werden, haben sich auch pflanzliche Homöopathika bewährt. *Avena sativa Ø* (die Urtinktur aus dem Hafer) und *Chamomilla D₄* (die 4. Dezimalpotenz aus der Kamille) kann man sich in der Apotheke *zu gleichen Teilen mischen* lassen. Gibt man davon 3mal täglich

5 bis 10 Tropfen, so ist Besserung der Beschwerden zu erwarten.

Bettnässen bei kleinen Kindern, gelegentlich aber auch bei Schulkindern, ist nur selten die Folge krankhafter Nieren- und Blasenveränderungen. Durch eine gründliche ärztliche Untersuchung muß die Ursache geklärt werden. Meist hat ein einnässendes Kind psychische (seelische) Probleme. Es fehlt ihm an Liebe und Zuwendung, es ist überfordert oder es quält sich mit Ängsten herum. Strenge oder gar Strafe für das Einnässen helfen nie, sie verschlimmern das Leiden nur. Flüssigkeitseinschränkung, besonders am Abend, das Aufwecken des Kindes in der Nacht sind zwar kleine Hilfen, doch meistens wird damit auf die Dauer nicht viel erreicht. Verständlich, daß die besorgten Mütter auch Hilfe durch Heilpflanzen suchen.
Eine Teemischung, die in sehr vielen Fällen dauerhafte Hilfe gebracht hat, möchte ich hier vorstellen:

Teemischung

Johanniskraut	20,0
Melissenblätter	10,0
Orangenblüten	5,0

Zubereitung und Anwendung: 1 gehäuften Teelöffel der Mischung mit 1/4 Liter siedendem Wasser überbrühen, 15 Minuten lang ausziehen und abseihen. Man läßt das Kind regelmäßig morgens und mittags 1 kleine Tasse Tee trinken. Nach einigen Wochen stellt sich dann der Erfolg ein. Wenn es möglich ist, so sollte das Kind diesen Tee ungesüßt trinken (sonst mit wenig Zucker süßen). Auch gegen Bettnässen hat sich eine homöopathische Zubereitung bewährt. *Plantago D₃* (die 3. Dezimalpotenz aus dem Breitwegerich) zeigt in vielen Fällen überraschend schnelle Wirkung. Man tropft 15 bis 20 Tropfen Plantago D₃ in ein halbes Glas zimmerwarmes Wasser und läßt das Kind die Flüssigkeit eine halbe Stunde vor dem Zubettgehen austrinken.

Ältere Kinder und Jugendliche
Beschwerden und ihre Behandlung

Sowohl Jungen als auch Mädchen werden sehr häufig von der **Akne** befallen, einer Hautkrankheit, bei der durch die Überfunktion der Talgdrüsen »Mitesser«, Pickel und Pusteln entstehen, die die Poren verstopfen. Schwarze Mitesser sind Talgpfropfe in den Poren, die sich durch den Luftkontakt geschwärzt haben, im Gegensatz zu den weißen Mitessern, die durch ein Häutchen von der Luft abgeschlossen sind. Pickel und Pusteln sind Mitesser, die sich bereits entzündet haben. Unbehandelt hinterlassen sie unschöne Narben.

Akne ist nicht ansteckend. Sie beruht auf einer Umstellung gewisser Körperfunktionen in den Jahren der körperlichen Reife (Pubertät), wird durch Bewegungsmangel und schlechte Verdauung begünstigt und widersteht den meisten Behandlungsmethoden mit Salben und Wässern. Mancher Jugendliche ist so stark davon befallen, daß Akne für ihn nicht mehr allein ein Schönheitsproblem, sondern vielmehr ein psychisches Problem darstellt. Nichts ist hartnäckiger als die Akne. Wenn ich hier Heilpflanzen zu ihrer Behandlung anbiete, so geschieht dies zwar mit allem Vorbehalt, jedoch nicht völlig ohne Aussicht auf Erfolg. Regelmäßig angewendet, sorgen sie für einen milderen Verlauf.

An erste Stelle setze ich das wilde Stiefmütterchen. Den Stiefmütterchentee sollte man nicht nur trinken, man sollte ihn auch – zu gleichen Teilen mit Kamillentee gemischt – regelmäßig zum Reinigen der betroffenen Hautpartien benutzen. Das Isländische Moos und die Quecke ergänzen die Wirkung. Sowohl für den innerlichen (zum Trinken) als auch für den äußerlichen Gebrauch (zum Waschen) empfehle ich:

Teemischung

Stiefmütterchenkraut	20,0
Isländisches Moos	10,0
Quecke	10,0

Eine zweite Mischung für den innerlichen und äußerlichen Gebrauch:

Teemischung

Kamillenblüten	10,0
Isländisches Moos	10,0
Augentrostkraut	10,0
Arnikablüten	10,0
Stiefmütterchenkraut	10,0

Zubereitung und Anwendung dieser Teemischungen: 2 gehäufte Teelöffel der jeweiligen Mischung mit 1/4 Liter lauwarmem Wasser übergießen und unter häufigem Umrühren 3 bis 5 Stunden ausziehen, danach abseihen und zur Verwendung erneut erwärmen. Zum Trinken wird die normale Trinktemperatur gewählt, zum Reinigen ist eine Temperatur von 40° C richtig.

Und zum Abschluß eine weitere Mischung, deren innerliche Anwendung gelegentlich Besserung bringt:

Teemischung

Quecke	20,0
Stiefmütterchenkraut	10,0
Schachtelhalmkraut	10,0
Brennesselblätter	10,0

Zubereitung und Anwendung: 2 gehäufte Teelöffel dieser Mischung mit 1/4 Liter kochendem Wasser übergießen und nach 10 Minuten abseihen. Von diesem Tee müssen kurmäßig über einen Zeitraum von 4 bis 8 Wochen täglich 3 Tassen getrunken werden.

Unter den pflanzlichen homöopathischen Mitteln sind *Viola adorata D_3* und *Articum lappa D_3* erwähnenswert.

Mein Rat: Es lohnt sich ein Versuch mit diesen beiden Homöopathika in den angegebenen Verdünnungen (Dilutionen), von denen man im Wechsel jeweils 3 Tropfen nimmt. Jedes Mittel soll einmal am Tage genommen werden: eines morgens, das andere abends.

Die Heilpflanzen-Hausapotheke

So stellen Sie Ihre Hausapotheke zusammen

Während ich Ihnen im Hauptteil des Buches (Seite 11 bis 66) Teemischungen für detailliert beschriebene Krankheiten und Beschwerden vorgestellt habe, möchte ich Ihnen mit den Tees, die Sie in Ihrer Hausapotheke vorrätig haben sollten (Seite 68), eine kleine Auswahl jener Heilpflanzen empfehlen, die durch ihre Wirkungsbreite bei sofortigem Einsatz akute Beschwerden lindern können. Es ist nicht schwierig, die Teedrogen zu bekommen; drei Möglichkeiten bieten sich an.

Die einfachste Methode: Sie schreiben sich das Teerezept der Mischung Ihrer Wahl auf und lassen es sich in der Apotheke anfertigen. Da das Zusammenstellen der Teemischung etwas Zeit braucht, bitten Sie Ihren Apotheker um Fertigstellung bis zum nächsten Tag. Dann kann er auch die eine oder andere Teedroge, die er vielleicht nicht vorrätig hat, beschaffen. Das müßte in jedem Fall möglich sein, denn ich habe in diesem Buch nur Heilpflanzen vorgeschlagen, die ein bedeutender Drogengroßhändler immer vorrätig hat. Der Aufpreis für das sachgerechte Mischen der Teedrogen ist nur gering.

Eine praktische Methode: Verbrauchen Sie für sich und Ihre Familie größere Teemengen, weil Sie einen Tee oder Teemischungen regelmäßig verwenden, weil Sie Ihr Hausteerezept gefunden haben, oder weil Sie sich gleich einen größeren Teevorrat anlegen wollen, dann können Sie sich die Drogen auch einzeln kaufen, um sie bei Bedarf selber zu mischen. Die Einzeldrogen, die ich in der Tabelle (Seite 68) empfohlen habe, kaufen Sie am besten in der angegebenen Menge.

Die interessante Methode: Das Selbersammeln und Aufbereiten der Heilpflanzen ist zweifellos etwas schwierig, für den Pflanzenfachmann und -kenner jedoch eine interessante und reizvolle Aufgabe. Voraussetzung ist die genaue Kenntnis der Heilpflanzen; sie müssen einwandfrei bestimmt, zur richtigen Zeit geerntet und sachgerecht getrocknet werden. Dabei helfen Ihnen die Angaben in den Büchern, die ich Ihnen auf Seite 79 genannt habe.

Wenn Sie sich mit Heilpflanzen nicht genau auskennen, dann kaufen Sie Ihren Vorrat bitte in der Apotheke ein. Unsere Kräuter in der freien Natur sind zu wertvoll, um unüberlegt ausgerissen und später weggeworfen zu werden.

Die richtige Vorratshaltung

Bevor Sie sich nun eine größere Drogenmenge beschaffen, sollten Sie den Tee Ihrer Wahl ausprobieren. Vertragen Sie die ausgewählte Mischung gut und hilft sie Ihnen, hat zudem Ihr Arzt nichts dagegen einzuwenden, daß Sie eine Teekur machen, dann erst sollten Sie sich einen Vorrat anlegen. Allerdings nur für einen Zeitraum von sechs Monaten, so ist garantiert, daß das Drogengut stets frisch ist.

Das Aufbewahrungsgefäß soll aus Weißblech oder getöntem Glas bestehen, damit der Inhalt vor direkter Sonneneinstrahlung geschützt ist. Außerdem muß es gut schließen, damit Ihr Vorrat nicht feucht wird. Sowohl außen auf dem Gefäß als auch innen muß der Inhalt genau angegeben werden; außen durch ein sorgfältig beschriftetes Haftetikett, innen durch einen Einlegezettel. Dieser Zettel kann eine Menge an Informationen enthalten, zum Beispiel die Zubereitungsart, den Namen des Patienten, für den der Tee angeschafft wurde, das Einkaufsdatum, Angaben über die Wirkung; auch scheinbar Unwichtiges, so die Trinktemperatur oder das verwendete Süßmittel.

Wichtige Anmerkung: Bei allen Tees gegen Magen- und Darmbeschwerden ist Süßen (außer mit Süßstoff) nicht erlaubt, während bei Hustentees und Mitteln gegen Erkältungskrankheiten Honig das beste Süßmittel ist. Diabetiker dürfen weder mit Honig noch mit Zucker süßen!

Die Heilpflanzen-Hausapotheke

Heilpflanze (Tee)	Hilft bei
Bärentraube (Blätter) 75 Gramm	Nieren- und Blasenbeschwerden; zur Desinfektion der ableitenden Harnwege.
Blutwurz (Wurzel) 75 Gramm	Durchfällen verschiedener Ursache; bei Entzündungen am Zahnfleisch, in Mund, Hals und Rachen, als Spül- und Gurgelmittel.
Eichenrinde 100 Gramm	akuten und chronischen Frostschäden, Hämorrhoiden; Durchfällen; schlecht heilenden Wunden.
Heidelbeere (getrocknete Früchte) 75 Gramm	Durchfällen verschiedener Ursache; besonders für Kinder geeignet bei Entzündungen am Zahnfleisch, in Mund, Hals und Rachen als Spül- und Gurgelmittel.
Huflattich (Blätter) 50 Gramm	Husten, Reizhusten, Verschleimung, Asthma, Staublunge, Lungenemphysem.
Kamille (Blüten) 50 Gramm	akuten und chronischen Magen- und Darmbeschwerden, Magengeschwüren; bei Entzündungen am Zahnfleisch, in Mund, Hals und Rachen als Spül- und Gurgelmittel; für Inhalationen, Dampf- und Sitzbäder, zur Wundbehandlung.
Linde (Blüten) 50 Gramm	Erkältungskrankheiten verschiedenster Art (besonders zur Vorbeugung), bei Infektionskrankheiten; als Schwitztee.
Melisse (Blätter) 50 Gramm	nervöser Unruhe, nervösen Herzbeschwerden, nervösen Verdauungsbeschwerden (Magen); Erkältungskrankheiten.
Pfefferminze (Blätter) 50 Gramm	Übelkeit, Erbrechen, Magen-, Darm-, Galle- und Leberbeschwerden.
Tausendgüldenkraut (Kraut) 50 Gramm	Appetitlosigkeit, Magen- und Darmbeschwerden durch mangelnde Saftproduktion; bei unruhiger Steingalle.
Thymian (Kraut) 50 Gramm	Husten, Krampfhusten (auch Keuchhusten), Bronchitis; Magen- und Darmbeschwerden.
Weißdorn (Blüten und Blätter) 50 Gramm	Hetze, Herzschwäche, Überanstrengung; Altersbeschwerden.

Die Heilpflanzen-Hausapotheke

Zubereitung	Dosierung
1 gehäufter Teelöffel Blätter pro Tasse mit kaltem Wasser ansetzen, nach 8 bis 12 Stunden abseihen, trinkwarm erhitzen.	3- bis 5mal täglich 1 Tasse Tee trinken, der jeweils 1 große Messerspitze voll Natron beigegeben wird.
2 Teelöffel Wurzeln pro Tasse mit kaltem Wasser übergießen, zum Sieden erhitzen, etwa 15 Minuten kochen, abseihen.	Innerlich: 2 bis 3 Tassen Tee pro Tag; zum Gurgeln und Spülen 3- bis 5mal täglich anwenden.
2 Teelöffel voll Rinde mit $1/4$ Liter Wasser übergießen, zum Sieden erhitzen, 3 bis 5 Minuten lang kochen, abseihen.	Innerlich: 1 bis 2 Tassen Tee pro Tag. Äußerlich: Für Umschläge lauwarm verwenden; Teilbäder (→Seite 9) täglich 1mal anwenden.
3 gehäufte Eßlöffel getrocknete Heidelbeeren pro $1/2$ Liter; mit kaltem Wasser übergießen, zum Sieden erhitzen, etwa 10 Minuten kochen, abseihen.	Säuglinge mehrmals täglich 1 bis 2 Teelöffel voll, Kinder und Erwachsene 1 bis 2 Eßlöffel voll; zum Gurgeln und Spülen 2 Eßlöffel für $1/2$ Glas Wasser, 3- bis 5mal täglich.
2 Teelöffel Blätter pro Tasse mit siedendem Wasser übergießen, 10 Minuten ziehen lassen, abseihen.	3mal täglich 1 Tasse Tee trinken, mit Honig süßen.
1 bis 2 Teelöffel Blüten pro Tasse mit sprudelndem Wasser übergießen, 10 Minuten ziehen lassen, abseihen. Zubereitung für Inhalationen und Dampfbäder →Seite 10.	3mal täglich 1 Tasse Tee trinken; zum Gurgeln mehrmals täglich anwenden, Inhalationen, Dampf- und Sitzbäder 2mal täglich. Rollkur bei Magenschleimhautentzündung 2mal täglich (→Seite 39).
1 gehäufter Teelöffel Blüten pro Tasse mit kochendem Wasser übergießen, 10 Minuten ziehen lassen, abseihen. Als Schwitztee die doppelte Menge Lindenblüten.	Bei Erkältungen 2- bis 3mal täglich 1 Tasse Tee, mit Honig gesüßt, trinken, als Schwitztee bei Bedarf 2 Tassen Tee sehr heiß trinken.
1 bis 2 Teelöffel Blätter pro Tasse mit kochendem Wasser übergießen, 10 Minuten ziehen lassen, abseihen.	Bei Bedarf oder 3mal täglich 1 Tasse Tee (auch am Abend als Einschlafhilfe) trinken.
Wie bei Melisse angegeben.	Bei Bedarf oder 3mal täglich 1 Tasse Tee trinken.
1 Teelöffel Kraut pro Tasse mit kaltem Wasser ansetzen, 5 Stunden ziehen lassen, abseihen, trinkwarm erhitzen.	Bei Bedarf 1 Tasse Tee gut warm und schluckweise trinken. Gegen Appetitlosigkeit $1/2$ Stunde vor den Mahlzeiten einige Schluck.
1 Teelöffel Kraut pro Tasse mit kaltem Wasser übergießen, zugedeckt zum Sieden erhitzen, abseihen.	3mal täglich 1 Tasse Tee mit Honig gesüßt trinken. Bei Magen- und Darmbeschwerden nicht süßen.
1 bis 2 Teelöffel pro Tasse mit kochendem Wasser übergießen, 10 Minuten ausziehen.	2- bis 3mal täglich eine Tasse Tee trinken.

Pflanzeninhaltsstoffe und ihre Wirkung

Wirkstoffe – Ballaststoffe

Bei den Wirkstoffen der Heilpflanzen handelt es sich um solche Stoffe, die eine Pflanze während ihres Wachstums mit Hilfe ihres Stoffwechsels in sich gebildet und gespeichert hat. Doch nicht alle diese Stoffwechselprodukte sind von direktem arzneilichem Wert. In jeder Heilpflanze sind Wirkstoffe und indifferente Stoffe nebeneinander vorhanden. Die indifferenten Stoffe, die auch Ballaststoffe genannt werden, steuern die Wirksamkeit des pflanzlichen Heilmittels, indem sie die Aufnahme der Wirkstoffe in den Organismus beschleunigen oder auch verlangsamen. Das ist die erste Besonderheit der pflanzlichen Arzneimittel.

Fast immer sind in einer Heilpflanze mehrere arzneilich wirksame Inhaltsstoffe vorhanden, von denen einer – der Hauptwirkstoff – den arzneilichen Einsatz der Heilpflanze bestimmt. Wie stark jedoch die Nebenwirkstoffe die Wirkung einer Heilpflanze beeinflussen, wird deutlich, wenn man den Hauptwirkstoff isoliert. Er wirkt dann oft ganz anders. Erst das Zusammenspiel aller Inhaltsstoffe einschließlich der Ballaststoffe verleiht der Heilpflanze ihre spezifische Wirkung – und das ist die zweite Besonderheit.

Die Wirkstoffe einer Heilpflanze sind nicht gleichmäßig über die ganze Pflanze verteilt. Mal werden sie bevorzugt in Blüten, Blättern oder Wurzeln gespeichert, mal in Samen, Früchten oder der Rinde.

Die dritte Besonderheit: der Wirkstoffgehalt einer Heilpflanze schwankt – bedingt durch ihren Standort, durch Ernte und Einbringung. Das ist ein Nachteil, dem man aber weitgehend dadurch vorbeugen kann, daß man zur richtigen Zeit erntet und bei der Aufbereitung größte Sorgfalt walten läßt. Heilpflanzen aus der Apotheke sind wirkstoffreich. Gut vorbereitete Arzneipflanzen, richtig gelagert, verlieren auch durch das Trocknen nur wenig von ihrer Wirksamkeit.

Die meisten Heilpflanzen kommen erst bei Anwendung über längere Zeit (zum Beispiel durch eine Teekur über 6 bis 8 Wochen) voll zur Wirkung. Genaue Angaben finden Sie bei den jeweiligen Teerezepten.

Das Wort »Droge« bedeutet, daß es sich um getrocknete, sachkundig aufbereitete Heilpflanzen oder Teile davon handelt.

Schon immer verwendeten die Apotheker das Wort »Droge« als Bezeichnung für getrocknete Heilpflanzen, aus ihm leitet sich auch die für ihn in einigen Ländern gebräuchliche Berufsbezeichnung »Drogist« ab. Erst in jüngster Zeit hat sich das Wort »Droge« auch als Bezeichnung für Suchtmittel verschiedenster Art durchgesetzt.

Zum besseren Verständnis der Inhaltsstoffe und ihrer Wirkung ist es von Vorteil, die wichtigsten Wirkstoffe unserer Heilpflanzen genauer kennenzulernen. Dabei kommt es weniger auf die chemische Zusammensetzung als auf die Wirksamkeit bei bestimmten Erkrankungen an.

Außer den nachfolgend aufgeführten Wirkstoffen oder Wirkstoffgruppen finden sich in Heilpflanzen auch Inhaltsstoffe, unter denen sich der Laie nichts vorstellen kann, die aber dem Fachmann wichtige Hinweise geben. Eine allgemeine Erklärung wurde wegen der komplizierten Zusammensetzung (chemischer Aufbau) und des ebenso komplizierten Wirkungsmechanismus gar nicht erst versucht, weil ein solcher Versuch Stückwerk bleiben müßte.

Bitterstoffdrogen

Es gibt eine große Zahl von Pflanzen, deren Inhaltsstoffe bitter schmecken. Doch wenn hier von Bitterstoffdrogen die Rede ist, so sind nur jene Heilpflanzen gemeint, deren Wirkprinzip allein auf das Vorhandensein sogenannter »Bittermittel« zurückgeführt werden kann.

Bitterstoffdrogen werden in der Phytotherapie Amara genannt. Bewährt hat sich die Unterteilung in:

1. Die reinen Bittermittel, die *Amara tonica;*
2. die Bittermittel, die neben den Bitterstoffen ätherisches Öl in nennenswerter Menge enthalten und deshalb bitter-aromatisch schmecken, die *Amara aromatica,* und schließlich
3. die Bittermittel, die Scharfstoffe enthalten und deshalb bitter und scharf schmecken, die *Amara acria.*

Es gibt viele Heilpflanzen, die zu den reinen Bittermitteln, den *Amara tonica,* gezählt werden, doch hat sich eine überschaubare Anzahl herauskristallisiert, die als besonders wirksam empfohlen werden kann. Bitterstoffe regen die Magensaftsekretion intensiv an und entfalten darüber hinaus eine tonische (kräftigende) Allgemeinwirkung. Deshalb kann man Bitterstoffdrogen bei fehlendem Appetit und zur Verbesserung der Verdauung erfolgreich anwenden. Ebenso gut wirksam sind sie bei der Behebung verschiedenster Schwächezustände: Rekonvaleszenten, blutarme und nervös erschöpfte Menschen finden bei kurmäßiger Anwendung der Bitterstoffdrogen eine sichere Hilfe. Typische Bitterstoffdrogen sind Tausendgüldenkraut und Enzian.
Bitterstoffdrogen, die gleichzeitig ätherisches Öl enthalten, also *Amara aromatica,* unterscheiden sich in ihrer Wirkung zwar nicht wesentlich von den reinen Bittermitteln, den Amara tonica, sie bringen jedoch zusätzlich die Wirkung der ätherischen Öle mit, wodurch ihr Anwendungsbereich erweitert wird. Wermut und Schafgarbe sind wichtige Vertreter dieser Gruppe. Allgemein kann man über die Wirkung der Amara aromatica sagen, daß sie auf den Magen wie die Bitterstoffdrogen wirken. Oftmals wird diese Wirkung verstärkt, da die ätherischen Öle durch ihren Duft auf reflektorischem Wege die Magensaftsekretion anregen. Ihre Wirkung erstreckt sich aber auch auf den Darm und beeinflußt die Galle- und Leberfunktion. Da ätherische Öle antiseptisch (bakterienfeindlich) wirken, kommt den Amara aromatica auch eine gewisse antibakterielle und antiparasitäre Wirkung (Wirkung gegen Bakterien und Parasiten) zu. Besonders bei Gärungserscheinungen im Darm ist die erweiterte Wirkung dieser Drogen sehr geschätzt. Außerdem wirken einige ein wenig harntreibend; eine Nebenwirkung, die meist recht willkommen ist.
Bittermittel, die Scharfstoffe enthalten und deshalb bitter und scharf schmecken, findet man unter den einheimischen Heilpflanzen kaum – als *Amara acria* verwendet man ausländische Heilpflanzen wie den Ingwer und andere. Diese Drogen verbessern die Kreislauffunktion. Die Wirkung der Bitterstoffe wird hier unterstützt durch die Scharfstoffe.

Professor Dr. Hans Glatzel, Internist und Ernährungsphysiologe, stellte fest, daß die Verdauung den Kreislauf wesentlich stärker belastet, als bisher angenommen. Die Bitterstoffdrogen: Amara, Amara aromatica und ganz besonders die Amara acria können dieser Belastung entgegenwirken.

Drogen mit ätherischem Öl als Hauptwirkstoff

Wenn in dem Begriff »ätherische Öle« auch das Wort »Äther« enthalten ist, so haben sie doch nichts mit dem Äther zu tun, den man früher bei Narkosen verwendete.
Ätherische Öle sind pflanzliche Inhaltsstoffe, die aufgrund ihrer Beschaffenheit leicht flüchtig, in Wasser jedoch nur wenig oder überhaupt nicht löslich sind. Sie riechen stark, und zwar bis auf wenige Ausnahmen angenehm. Ätherische Öle kommen im Pflanzenreich häufig vor; es gibt kaum Pflanzen, die völlig frei von ätherischen Ölen sind. In der Pflanzenheilkunde werden aber nur die Heilpflanzen als ätherische Öldrogen zusammengefaßt, die einen besonders hohen Gehalt dieser »Duftöle« – nämlich 0,1 bis 10% – aufweisen. Dazu gehören speziell die Vertreter der beiden botanischen Familien Lippenblütler und

Pflanzeninhaltsstoffe und ihre Wirkung

Doldengewächse. In der Pflanze werden die ätherischen Öle in besonderen »Ölbehältern«, den Ölzellen, Ölgängen oder Öldrüsenhaaren, abgelagert. Ätherische Öle setzen sich aus sehr vielen verschiedenen Substanzen zusammen. So konnten in einem einzigen ätherischen Öl über 50 Einzelstoffe identifiziert werden.

Heilpflanzen, die ätherische Öle enthalten, sind folgende Heilwirkungen gemeinsam: Entzündungswidrig bei mehr oder weniger stark ausgeprägter Hautreizung, expektorierend (das Abhusten erleichternd), harntreibend, krampflösend sowie tonisierend (stärkend) auf Magen, Darm, Galle und Leber. Drogen mit ätherischem Öl bekämpfen Gärungserreger, Bakterien und möglicherweise sogar Viren. Hier muß man sich allerdings darüber im klaren sein, daß »bekämpfen« nicht gleichbedeutend ist mit »abtöten«.

Flavonoiddrogen

Die Bezeichnung »Flavonoide« (Flavone), im Zusammenhang mit den wichtigsten Inhaltsstoffen stets zu nennen, ist ein Sammelbegriff für verschiedene Stoffe gleicher chemischer Grundstruktur. Es ist schwierig, die Wirkung der flavonoidhaltigen Drogen zu charakterisieren, denn sehr ausschlaggebend sind die Art und die Menge der in ihnen enthaltenen Flavonoide. Flavonoide haben sehr unterschiedliche chemische und physikalische Eigenschaften, deshalb kann man keine einheitliche Wirkung annehmen. Dennoch sind drei Wirkungen bezeichnend. Eine Wirkung bei abnormer Kapillarbrüchigkeit (Brüchigkeit feiner und feinster Blutgefäße), eine Wirkung bei bestimmten Herz- und Kreislaufstörungen und krampflösende Wirkungen im Verdauungstrakt. An der Gesamtwirkung einer Heilpflanze sind Flavonoide zweifellos immer aktiv beteiligt.

Gerbstoffdrogen

Gerbstoffe im pharmazeutischen Sinne sind Pflanzeninhaltsstoffe, die in der Lage sind, Eiweißstoffe der Haut und Schleimhaut zu binden und in widerstandsfähige, unlösliche Stoffe zu überführen. Darauf beruht auch ihre Heilwirkung: Sie entziehen den auf verletzter Haut und Schleimhaut angesiedelten Bakterien den Nährboden. Wir kennen und verwenden Heilpflanzen, die Gerbstoffe als Hauptwirkstoff enthalten (beispielsweise Blutwurz und Heidelbeere), andere, bei denen Gerbstoff als erwünschter Nebenwirkstoff vorhanden ist, und Heilpflanzen, bei denen der Gerbstoff störend wirkt, da er den Magen reizen kann (zum Beispiel Bärentraubenblätter). Will man nicht auf die Heilpflanze verzichten, so bereitet man die Tees auf kaltem Wege, dann gelangt nur ein Bruchteil der Gerbstoffe in den Tee, es wird also nur ein Teil »ausgezogen«.

Als Gurgelmittel bei Angina, als Mundspülmittel bei entzündetem Zahnfleisch, als Umschlag zur Wundbehandlung, vor allen Dingen aber als Mittel gegen Durchfall leisten Gerbstoffdrogen gute Dienste. Teilbäder mit Gerbstoffdrogen bei Hämorrhoiden, Frostbeulen und Entzündungen sind gleichfalls empfehlenswerte Heilmaßnahmen.

Glykosiddrogen

Glykoside sind im Pflanzenreich verbreitet vorkommende Stoffe. Ihre Wirkungsvielfalt und Wirkungsverschiedenheit ist so groß, daß eine Zusammenfassung unter einem chemischen Begriff, nämlich dem der Glykoside, nicht viel aussagt. Auf die Wirkungen kommt es an. Die Bezeichnung »Glykosiddrogen« ist aber zu einem festen Bestandteil der wissenschaftlichen Literatur geworden und deshalb hier erwähnt. Allen Glykosiden ist gemeinsam, daß sie durch Hydrolyse (Aufspaltung unter Wasseraufnahme) in einen Zucker und einen Nicht-Zucker, das Aglykon, gespalten werden können. Das Aglykon bestimmt weitgehend die Wirkung. Beispiele: Die herzwirksamen und schleimlösenden Stoffe einiger Heilpflanzen, die abführenden Stoffe der Faulbaumrinde und die Wirkstoffe der Bärentraubenblätter sind Glykoside. Auch die schweißtreibende Wirkung der Lindenblüten und die Wirkung vieler Bitterstoffdrogen sind auf Glykoside zurückzuführen.

Kieselsäuredrogen

Pflanzen aus der Familie der Schachtelhalme (Equisetaceen), der Rauhblattgewächse (Boraginaceen) und der Gräser (Gramineen) nehmen viel Kieselsäure aus dem Boden auf und lagern sie in ihren Zellmembranen oder ihrer Zellsubstanz (Protoplasma) ab. In manchen Fällen sind die Salze der Kieselsäure (Silikate) wasserlöslich. Da nun die Kieselsäure auch ein unentbehrlicher Bestandteil des menschlichen Organismus ist, kann man mit Kieselsäuredrogen dort Besserung erzielen, wo durch Verminderung des Kieselsäureangebots in der Nahrung vor allem Bindegewebe, Haut, Haare oder Nägel geschädigt sind. Eine pharmazeutisch viel genutzte Droge ist das Schachtelhalmkraut, das innerlich als Tee, äußerlich zum Gurgeln, Mundspülen und als Badezusatz verwendet wird.

Saponindrogen

Saponine sind pflanzliche Glykoside, die zusammen mit Wasser einen haltbaren Schaum ergeben, Öl in Wasser emulgieren und eine hämolytische Wirkung besitzen, das heißt den roten Blutfarbstoff aus den roten Blutkörperchen austreten lassen.
Saponindrogen können als schleimlösende Mittel bei festsitzendem Husten gebraucht werden. Es kommt wegen der Oberflächenaktivität der Saponine zur Verflüssigung des zä-

hen Schleims, der sich dann abhusten läßt. Der vom Körper neu gebildete Schleim kann ungehindert abfließen. Durch leichte Reizwirkung auf die Magenschleimhaut kommt es reflektorisch zur Vermehrung der Sekretion (Absonderung) aller Drüsen, was sich in den Bronchien günstig bemerkbar macht.
Manche Saponindrogen besitzen auch eine wassertreibende Wirkung und werden häufig für die sogenannten Blutreinigungskuren (Frühjahrs- und Herbstkur) herangezogen. Sie wirken auch gegen Hautunreinheiten und gegen rheumatische Beschwerden. Schließlich können manche Saponindrogen Ödeme ausschwemmen und entzündungswidrig wirksam sein. Und nicht zuletzt beeinflussen Saponine in Heilpflanzen die Resorption (Aufnahme) anderer pflanzlicher Wirkstoffe entscheidend, wodurch oftmals geringe Wirkstoffmengen »große« Wirkung zeigen. Saponine sind aber nicht ganz ungefährlich. Ein Zuviel reizt die Darmschleimhaut.

Schleimdrogen

Unter Schleim im botanisch-pharmakologischen Sinne versteht man kohlenhydrathaltige Stoffe, die mit Wasser stark aufquellen und eine viskose (fadenziehende) Flüssigkeit liefern. Schleimdrogen sind im Pflanzenreich weit verbreitet, doch in nur wenigen Pflanzen – beispielsweise Eibisch und Isländisch Moos – in solcher Menge enthalten, daß man sie therapeutisch nutzen kann. In den vielen anderen Fällen beeinflussen sie jedoch die Wirkungsintensität anderer pflanzlicher Wirkstoffe entscheidend. Die pharmakologische Wirkung der Pflanzenschleime läßt sich mit »Reizmilderung« am besten beschreiben. Der Schleim legt sich als feine Schicht um die Schleimhäute und schützt sie so vor örtlich reizenden Stoffen oder wirkt reizmildernd. Entzündungen, besonders solche der Schleimhäute, klingen unter dem Schutz der Schleimdrogen schnell ab. Schleim wird nicht resorbiert, die Wirkung ist also rein lokal. Eine hustenstillende Wirkung besitzen Schleimdrogen dann, wenn der Husten durch Reizzustände im Rachen und am Kehldeckel ausgelöst wird. Schleimdrogen wirken leicht abführend, weil sie die Darmfüllung auflockern, Wasser zurückhalten und quellen (Leinsamen). Eine besondere Eigenschaft der Schleime ist die Abschwächung der Geschmacksempfindung allgemein, besonders aber für sauer. Ein eindrucksvolles Beispiel dafür: Himbeeren enthalten weniger Zucker und mehr Säuren als Johannisbeeren. Da sie aber reicher an Schleimstoffen sind, schmecken sie süßer als Johannisbeeren.

Vitamine, Mineralien und Spurenelemente

Bei einer Vorstellung der wichtigsten Pflanzeninhaltsstoffe dürfen die sogenannten »essentiellen Nährstoffe« nicht fehlen. Sie sind im Organismus nötig, um Gerüstsubstanzen (Bindegewebe, Knochen, Zähne) und Zellstrukturen aufzubauen, Bausteine für körpereigene Enzyme (Fermente) und Hormone zu liefern, Stoffwechselprozesse zu aktivieren und Organfunktionen und den Wasserhaushalt zu beeinflussen. Ohne diese Stoffe ist Leben schlechterdings nicht möglich. Ihr ausreichendes und ausgewogenes Angebot in der Nahrung ist lebenswichtig. Das erhellt die Bedeutung der Einnahme pflanzlicher Nahrung (Gemüse, Salat, Obst). Auch bei der Behandlung der Krankheiten, bei denen ein Mangel an Mineralstoffen, Spurenelementen und Vitaminen vorliegt, sind Zubereitungen aus Heilpflanzen mit diesen Inhaltsstoffen besonders wichtig. Mineralstoffe, Spurenelemente und Vitamine gehen teilweise bei der Teebereitung in Lösung und sind dadurch an der Heilwirkung entscheidend beteiligt. Wird ein bestimmtes Vitamin zum Hauptwirkstoff einer Heilpflanze, dann kann die Droge gezielt als Vitaminlieferant eingesetzt werden. Das ist zum Beispiel bei der Hagebutte der Fall.

Beschwerden- und Sachregister

Beschwerden- und Sachregister

Naturgemäß leben – Naturgemäß heilen

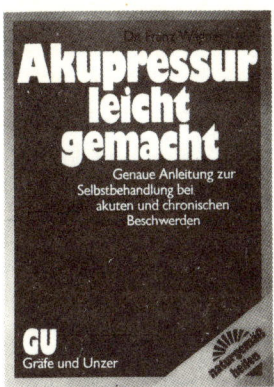

Dr. Franz Wagner
Akupressur – leicht gemacht
Genaue Anleitung zur Selbstbehandlung bei akuten und
chronischen Beschwerden.
80 Seiten, 25 Zeichnungen.
Paperback.

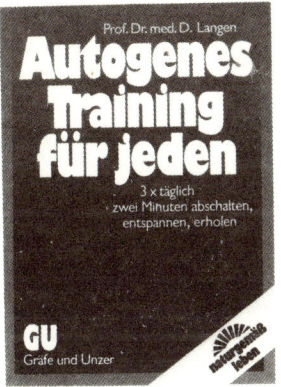

Prof. Dr. med. Dietrich Langen
Autogenes Training für jeden
3 x täglich zwei Minuten –
abschalten, entspannen, erholen.
Der ärztliche Führer zum selbständigen Erlernen der konzentrativen Selbstentspannung.
64 Seiten. Paperback.

Dr. med. Hartmut Dorstewitz
**Erkältungskrankheiten natürlich
behandeln**
So helfen die altbewährten
Naturheilverfahren und Natur-
heilmittel bei Schnupfen,
Husten, Stirn- und Kieferhöhlen-
entzündungen, Hals- und
Mandelentzündungen und bei
fieberhaften grippalen Infekten.
Mit den wirkungsvollsten
Anwendungen für die Behand-
lung zu Hause. 96 S., Paperback.

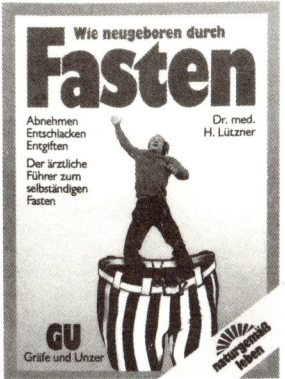

Dr. med. Hellmut Lützner
Wie neugeboren durch Fasten
Abnehmen, Entschlacken, Ent-
giften. Der ärztliche Führer zum
selbständigen Fasten. 80 S.,
Paperback.

Dr. med. Hellmut Lützner
Helmut Million
Richtig essen nach dem Fasten
Der ärztliche Führer für die
Nachfastenzeit. Mit einem
Speiseplan für die Aufbautage
und mit Vollwert-Rezepten. 80 S.
Paperback.

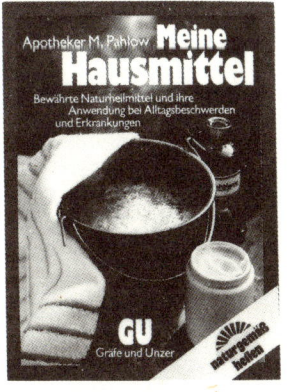

Apotheker Mannfried Pahlow
Meine Hausmittel
Bewährte Naturheilmittel und
ihre Anwendung bei Alltagsbeschwerden und Erkrankungen. 64 S., 30 Zeichnungen.
Paperback.

Apotheker Mannfried Pahlow
Meine Heilpflanzen-Tees
Wirksame Teemischungen für
die häufigsten Alltagsbeschwer-
den und Erkrankungen. 80 S.,
Paperback.

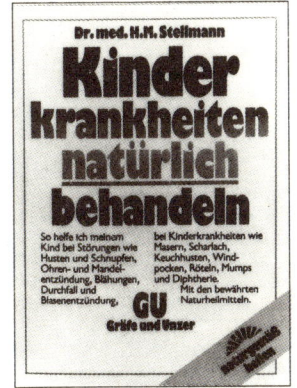

Dr. med. H. Michael Stellmann
**Kinderkrankheiten natürlich
behandeln**
So helfe ich meinem Kind bei
Störungen wie Husten und
Schnupfen, Ohren- und Mandelentzündung, Blähungen,
Durchfall und Blasenentzündung. Bei Kinderkrankheiten
wie Masern, Scharlach, Keuchhusten, Windpocken, Röteln,
Mumps und Diphtherie. Mit den
bewährten Naturheilmitteln.
96 S., Paperback.

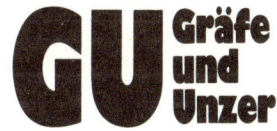

Beschwerden- und Sachregister / Bücher, die weiterhelfen

Bräckle, I. und Christian Teubner – *Feinschmeckers Gewürz- und Kräuterbuch,* alles über die Kunst des Würzens und die Gewürze der Welt; Gräfe und Unzer Verlag, München

Dorstewitz, Dr. med. H. – *Erkältungskrankheiten natürlich behandeln;* So helfen die altbewährten Naturheilverfahren und Naturheilmittel bei Schnupfen, Husten, Stirn- und Kieferhöhlenentzündungen, Hals- und Mandelentzündungen und bei fieberhaften Infekten. Gräfe und Unzer Verlag, München.

Gross, Dr. med. E. – *Heilatmung für jeden.* Der ärztliche Führer zum selbständigen Erlernen der bewußten Intensivatmung; Gräfe und Unzer Verlag, München.

Langen, Prof. Dr. med. D. – *Sprechstunde: Schlafstörungen,* Rat und Hilfe bei Einschlafstörungen, Durchschlafstörungen und vorzeitigem Erwachen; Gräfe und Unzer Verlag, München.

Langen, Prof. Dr. med. D. – *Autogenes Training für jeden.* Der ärztliche Führer zum selbständigen Erlernen der konzentrativen Selbstentspannung; Gräfe und Unzer Verlag, München.

Lützner, Dr. med. H. – *Wie neugeboren durch Fasten.* Der ärztliche Führer zum selbständigen Fasten; Gräfe und Unzer Verlag, München.

Lützner, Dr. med. H., und H. Million – *Richtig essen nach dem Fasten.* Der ärztliche Führer für die Nachfastenzeit. Mit einem Speiseplan für die Aufbautage und mit Vollwert-Rezepten. Gräfe und Unzer Verlag, München.

Marzell, Heinrich – *Die heimische Pflanzenwelt im Volksbrauch und Volksglauben;* Leipzig 1922.

Pahlow, Mannfried – *Das große Buch der Heilpflanzen.* Gesund durch die Heilkräfte der Natur; Gräfe und Unzer Verlag, München.

Pahlow, Mannfried – *Heilpflanzen-Kompaß.* Wirkungsvolle Heilpflanzen kennenlernen und gezielt anwenden; Gräfe und Unzer Verlag, München.

Pahlow, Mannfried – *Meine Hausmittel.* Bewährte Naturheilmittel und ihre Anwendung bei Alltagsbeschwerden und Erkrankungen; Gräfe und Unzer Verlag, München.

Petzoldt, Dr. med. R. und Prof. Dr. med. K. Schöffling – *Sprechstunde: Diabetes,* Rat und Hilfe bei Erwachsenen- und Jugendlichen-Diabetes; Gräfe und Unzer Verlag, München.

Schindler, H. – *Die Heilkräfte der Natur;* Wien 1974.

Schrage, Prof. Dr. med. R. – *Sprechstunde: Wechseljahre,* Rat und Hilfe bei allen klimakterischen Veränderungen und Beschwerden; Gräfe und Unzer Verlag, München.

Stellmann, Dr. med. H. M. – *Kinderkrankheiten natürlich behandeln;* So helfe ich meinem Kind bei Störungen wie Husten und Schnupfen, Ohren- und Mandelentzündung, Blähungen, Durchfall und Blasenentzündung, bei Kinderkrankheiten wie Masern, Scharlach, Keuchhusten, Windpocken, Röteln, Mumps und Diphtherie. Gräfe und Unzer Verlag, München.

Weiß, Rudolf F. – *Lehrbuch der Phytotherapie;* Hippokrates Verlag, Stuttgart.

Wolff, Prof. Dr. med. H.-P. – *Sprechstunde: Bluthochdruck,* Rat und Hilfe bei erhöhtem Hochdruck und seinen Folgen; Gräfe und Unzer Verlag, München.

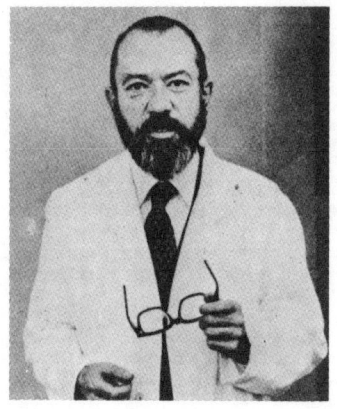
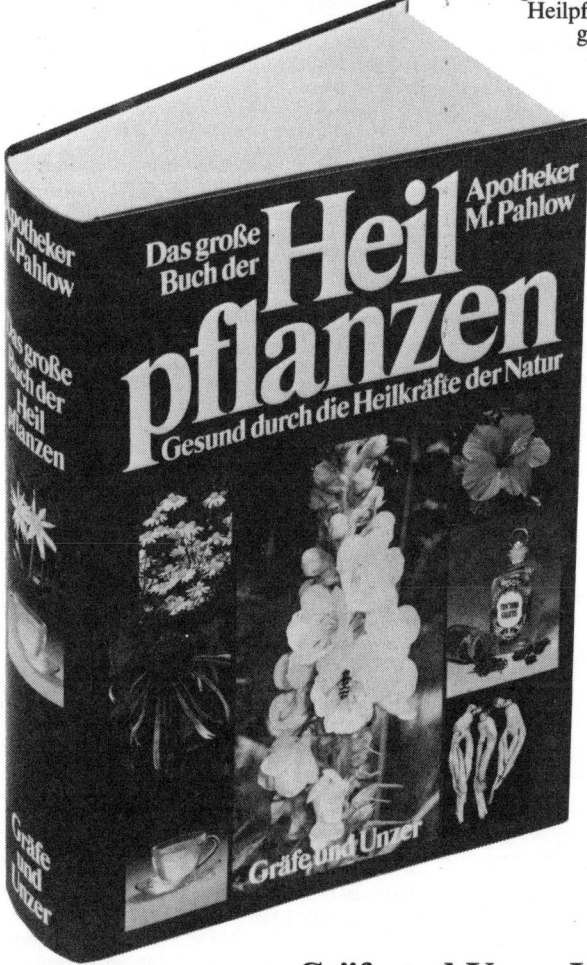